Intervallfasten für Frauen

– schnell starten & gesund abnehmen –

Wie Sie Heiß-Hunger austricksen,
essen was Sie wollen und trozdem
Gewicht verlieren.
Inkl. Rezepten und Superfoods

Isabella Bendick

Inhaltsverzeichnis

Einführung

Willkommen in der Welt des Intervallfastens! Intervallfasten (auch intermitterendes Fasten genannt) bedeutet einfach, für eine bestimmte Zeit bzw. eine festgelegte Anzahl von Stunden nichts zu essen und dann während eines festgelegten Zeitraums zu essen. Der Akt des Fastens existiert seit Tausenden von Jahren und in den letzten Jahren haben immer mehr Frauen den Lebensstil des Intervallfastens übernommen. Intervallfasten erweist sich als sehr vorteilhaft für die Gesundheit von Frauen. Im Gegensatz zur traditionellen Diät konzentriert es sich mehr darauf, wann man isst, als darauf, was man isst. Es gibt viele Möglichkeiten und verschiedene Techniken, um das Fasten zu Ihrem Vorteil zu nutzen.

Intervallfasten ist in der Moderne zunehmend populär geworden. Es gibt wissenschaftliche Untersuchungen, die diese Praxis unterstützen. Sie belegen einen Nutzen für viele Körperfunktionen, einschließlich einer Verlangsamung des Alterns, einer besseren Herzgesundheit und besserer Konzentration, eines Gewichtsverlusts und mehrerer anderer Vorteile. Zwar ist die überwiegende Mehrheit der Frauen am Intervallfasten interessiert, weil es beim Abnehmen hilft, doch dieser

Leitfaden geht auch auf die anderen Vorteile dieses Lebensstils ein. Leider ist das Intervallfasten von einem negativen Stigma umgeben. Wir wurden darauf programmiert, zu denken, dass wir sechs Mahlzeiten am Tag essen und ständig naschen müssen. Leider basiert dies auf alten, überholten wissenschaftlichen Erkenntnissen. Die neuere Wissenschaft hat genau das Gegenteil bewiesen. Es gibt zahlreiche aktuelle Studien, die zeigen, wie effektiv Intervallfasten für Ihre allgemeine Gesundheit sein kann. Es gibt viele verschiedene Arten des Fastens, die alle ihre eigenen Vorteile haben.

Dieser Leitfaden soll Ihnen helfen, zu entscheiden, welche Fastenmethode für Sie am besten geeignet ist, und zu verstehen, wie es funktioniert. Er zeigt Ihnen die gängigen Mythen, Probleme und Vorteile auf und präsentiert Ihnen einige Richtlinien für Praktiken, die Ihnen beim Fasten helfen und zu Erfolg führen können. Dieses Buch enthält Informationen über Intervallfasten unter besonderen Umständen wie Schwangerschaft und Diabetes sowie für Frauen mit polyzystischem Ovar-Syndrom und natürlich auch zur Gewichtsabnahme. Es bietet Ihnen Hilfsmittel und Tricks, die Ihnen helfen, Ihren Hunger zu überwinden und sich auf den Weg zu einem gesünderen Lebensstil zu machen!

Kapitel 1

Der Hintergrund des Intervallfastens

Fasten gibt es schon fast so lange wie die Menschheit selbst. Es gibt viele alte schriftliche Quellen, die zeigen, dass „Hungern" in verschiedenen Kulturen, Ländern und alten Zivilisationen verwendet wurde, um dem Körper zu helfen, sich zu erholen und zu regenerieren. Es scheint, dass sie die Vorteile schon lange vor der modernen Zeit nutzten. In der Prähistorie, als das Jagen und Sammeln eine der Hauptnahrungsquellen darstellte, gab es Zeiträume, in denen nichts zu finden war, sodass ein natürliches Fasten stattfand. Das unfreiwillige Fasten führte dazu, dass die Jäger und Sammler durch die Nahrungslücken ungewollt gestärkt wurden. Später nutzten besonders das alte Indien, Griechenland und Rom das Intervallfasten, nicht nur, um den Körper zu stärken, sondern auch um Krankheiten vorzubeugen. Wenn Menschen, Hunde, Katzen und die meisten Tiere krank sind, wollen sie nicht essen. Dieses Phänomen wird in einigen Kulturen als der innere Arzt angesehen; man glaubt, dass der

Körper instinktiv fastet, um sich selbst zu heilen. Die alten Griechen glaubten auch, dass Fasten hilft, die mentalen und kognitiven Funktionen zu verbessern. Das macht Sinn, wenn Sie daran denken, dass Sie sich nach einer großen Mahlzeit schläfrig und müde fühlen oder ein „Fresskoma" haben, wie viele es nennen, im Gegensatz zum Fasten, bei dem sich das Gehirn auf die anstehende Aufgabe fokussieren kann. Die Praktiken des kontrollierten Hungerns sind der Schlüssel in vielen Weltreligionen, um Selbstbeherrschung und Buße zu beweisen. Viele Religionen praktizieren Fastenperioden, wie der Ramadan in der islamischen Kultur, wo man von Sonnenaufgang bis Sonnenuntergang nichts isst. Das Christentum kennt die vierzig Tage der Fastenzeit, die für die Zeit stehen, in der Jesus Christus fastete. Fasten wird in islamischen Religionen, im Buddhismus, im Christentum und in unzähligen anderen Religionen anerkannt.

Der Ramadan ist eine islamische Tradition, die von Muslimen praktiziert wird. Während des Ramadan fasten sie tagsüber und essen schließlich erst nach Sonnenuntergang. Zwar hört sich das zunächst schrecklich an, doch viele berichten, dass sie sich nach ein paar Tagen tatsächlich besser fühlen. Das liegt daran, dass sie sich an den Zeitplan gewöhnen und auch ihr Körper sich daran gewöhnt, für eine gewisse Zeit keine Nahrung zu sich zu nehmen. Das ist genau das, worum es beim Intervallfasten geht.

Isabella Bendick

In den letzten Jahren hat es wissenschaftliche Untersuchungen gegeben, die die verschiedenen Vorteile des Intervallfastens für Frauen entdeckt und bestätigt haben. Die Wissenschaft beginnt nun zu beweisen, was bereits in der Antike bekannt war – immer mehr vielfältige und scheinbar endlose Vorteile kommen ans Licht. Zu diesen Vorteilen gehören die Verlangsamung des Alterungsprozesses, eine bessere Konzentration, Gewichtsverlust, eine bessere Herzgesundheit sowie eine breite Palette anderer Vorteile. Es gibt sogar Beweise dafür, dass Fasten sowohl Krebsrisiken reduziert als auch dem Körper hilft, diesen zu bekämpfen.

Studien an Mäusen und Ratten

Es existiert eine wachsende Anzahl von Studien an Mäusen und Ratten, die in Bezug auf das intermittierende Fasten ziemlich vielversprechende Ergebnisse zeigen. Eines dieser Ergebnisse ist der Beweis für eine verringerte Alterung mit besserer Stammzellenverjüngung. Die Studien haben ebenfalls gute Ergebnisse bei der Bekämpfung bestimmter Krebsarten gezeigt, denn das Intervallfasten hilft, die Immunreaktion besser zu steuern, und es gab überdies verschiedene andere Studien, die sich mit Gewichtsabnahme und Intervallfasten bei Diabetikern befassten. Generell haben Mäuse und Ratten eine sehr ähnliche Anatomie und ein ähnliches Organsystem wie der Mensch. Da sich unsere Systeme so ähneln, sind die guten Ergebnisse bei den Labortieren ein sehr gutes Zeichen dafür, dass es auch beim Menschen positive Ergebnisse geben wird.

Warum es gesund ist

Jede Art von Intervallfasten bedeutet einfach, dass Sie für eine längere Zeit nichts essen. Das kann von ein paar Stunden bis zu mehreren Tagen reichen. Die meisten Menschen halten sich an Fastenperioden zwischen zwölf und zwanzig Stunden. Die Zeit, in der Sie nichts essen bzw. fasten, wird als Fastenfenster bezeichnet. Die Zeit, in der Sie nicht fasten, wird als Essensfenster bezeichnet.

Im Fastenfenster dürfen nur Wasser, schwarzer Kaffee, Kräutertees und Sprudelwasser getrunken werden; alle Getränke mit Zucker, Fett oder Zusatzstoffen brechen das Fasten. Besonders zu Beginn ist es wichtig, das Fasten über den festgelegten Zeitraum hinweg einzuhalten. Wenn Sie Nahrung zu sich nehmen oder eine Mahlzeit essen, verbringt Ihr Körper mehrere Stunden damit, die gerade gegessene Mahlzeit zu verarbeiten und zu verbrennen, was er von der aufgenommenen Nahrung verwerten kann. Da Sie gerade Nahrung zu sich genommen haben, ist diese leicht zu verbrennen und eine verfügbare Energiequelle, die genutzt werden kann. Ihr Körper wird daher die gerade verzehrte Nahrung abbauen, anstatt das Fett, das Sie bereits gespeichert haben. Dies gilt besonders, wenn Sie gerade eine Mahlzeit mit viel Zucker und Kohlenhydraten gegessen haben. Zucker und Kohlenhydrate lassen sich leicht abbauen und in Energie umwandeln.

Während Sie fasten, ist Ihr Körper eher in der Lage, das Fett, das er bereits eingespeichert hat, abzubauen und in Energie umzuwandeln, da Sie ihm keinen einfachen, leicht verfügbaren Brennstoff mehr geben. Während einer Fastenkur senkt Ihr Körper auf natürliche Weise seinen Blutzucker- und Insulinspiegel. Je niedriger Ihr Insulinspiegel ist, desto weniger werden Sie sich hungrig fühlen und sich nach Nahrung sehnen. Es gibt noch weitere Gründe, warum Intervallfasten als gesund gilt. Es stärkt den Körper auf natürliche Weise und hilft ihm, Krankheiten effizienter zu bekämpfen. Intervallfasten hat auch viele Auswirkungen auf die Körperfunktionen, Drüsen und Hormone. Die meisten von ihnen sind positive Effekte. Es gibt Beweise dafür, dass Fasten Diabetikern hilft, ihr Insulin auf natürliche Weise zu regulieren, und dass es viele positive metabolische Effekte in sich birgt. Vereinfacht ausgedrückt, funktioniert Intervallfasten deshalb so gut, weil es den Körper in einen Zustand der Ketose versetzt, in dem er das bereits gespeicherte Fett anstelle von neu aufgenommener Nahrung zur Energiegewinnung verbrennt. Das ist es auch, was Intervallfasten gesund und vorteilhaft macht. Das Beste daran ist, dass es mehr ein Lebensstil als eine Diät ist, da es nicht einschränkt, was Sie essen, sondern nur den Zeitraum, in dem Sie essen.

Die Hormone, Systeme und Organe, die am Intervallfasten beteiligt und davon betroffen sind

Um zu verstehen, wie Intervallfasten funktioniert, ist es wichtig, die wichtigsten Hormone und Körpersysteme zu verstehen, die davon betroffen sind. Mehrere der Stoffwechselhormone sind sowohl in einer Fastenperiode als auch an der Beendigung eines Fastens beteiligt. Zu diesen Hormonen gehören Insulin, Leptin, Ghrelin, Somatropin und einige andere Hormone, Organe, Drüsen und Systeme. Jedes Hormon hat einen anderen Zweck und sie alle kommen zusammen, um den Stoffwechsel zu gestalten. Die meisten Frauen hätten gern einen schnellen Stoffwechsel, da dies ein niedrigeres Gewicht fördert. Intervallfasten ist dafür bekannt, dass es dem Stoffwechsel und den Hormonen hilft, sich selbst zu regulieren, um einen insgesamt gesünderen Körper zu erhalten.

- Der Stoffwechsel und Intervallfasten
  „Stoffwechsel" ist im Wesentlichen ein Wort, das verwendet wird, um die Reihe von chemischen Reaktionen zu beschreiben, die an der Aufrechterhaltung des Lebens beteiligt sind, in sämtlichen Organismen. Es gibt drei Hauptzwecke des Stoffwechsels. Diese Zwecke sind die Umwandlung von Nahrung in Energie, damit die zellulären Prozesse angemessen ablaufen können, die Umwandlung von Energie und Nahrung in Bausteine für Proteine, Lipide und Nukleinsäuren und die Beseitigung von stickstoffhaltigen Abfällen. Der Stoffwechsel ist im Grunde die Summe aller chemischen Reaktionen, die im Körper ablaufen, einschließlich der Verdauung und des Transports von Substanzen von einer Zelle zur anderen.

Ein häufiges Missverständnis beim Intervallfasten ist, dass es den Stoffwechsel deutlich verlangsamt. Es gibt einige neuere Forschungsergebnisse, die darauf hindeuten, dass Intervallfasten im Vergleich zu einer regelmäßigen, traditionellen Diät die gleichen oder sogar weniger negative Auswirkungen auf den Stoffwechsel hat. Der Grund für die Annahme, dass Intervallfasten hilft, den Stoffwechsel zu verbessern, ist, dass es dabei weniger Verlust an fettfreier Körpermasse gibt und der Körper in die Phase der Fettverbrennung eintritt. Zwar ist es nicht möglich, Gewicht zu verlieren, ohne dabei auch eine gewisse Menge an fettfreier Körpermasse zu verlieren, doch beim Intervallfasten scheint weniger dieser Körpermasse verloren zu gehen als bei traditionellen kalorien- und kohlenhydratbeschränkenden Diäten. Um mehr von der fettfreien Körpermasse zu erhalten, verlangsamt sich die Kalorienverbrennung des Körpers etwas. Kurze Fastenperioden hingegen regen den Körper dazu an, seine eigenen Fettspeicher anzuzapfen und eine größere Menge an Fettspeichern und -masse zur Energiegewinnung zu verbrennen. Grundsätzlich scheint es zwei wesentliche Faktoren zu geben, die das Intervallfasten mit den meisten Stoffwechselsystemen kompatibel machen. Zum einen, dass das Fasten tatsächlich intermittierend ist, also nicht länger als einen Tag dauert, zum anderen, dass man den Körper in den Essensfenstern noch ausreichend mit Nährstoffen versorgt.

• Insulin – das „Fütter mich!"-Hormon
Unser Körpersystem reagiert auf die Aufnahme von Nahrung (Energieverbrauch) mit der

Produktion von Insulin. Insulin ist ein von der Bauchspeicheldrüse produziertes Hormon, das die Menge an Glukose im Blut reguliert. Je mehr Sie essen, insbesondere Kohlenhydrate und Zucker, desto mehr Insulin produziert Ihr Körper und desto weniger wandelt Ihr Körper eigene Fette in Energie um. Es ist wichtig, dass Ihr Körper empfindlich auf Insulin reagiert, denn je empfindlicher Ihr Körper auf das Hormon reagiert, desto effizienter können Sie die Nahrung, die Sie zu sich nehmen, nutzen. Insulin ist auch das Hormon, das Ihnen sagt, dass Sie hungrig sind. So kommt es häufig vor, dass Menschen den Kreislauf des Essens ankurbeln und dann das Insulin Ihrem Körper sagt, dass er hungrig ist, obwohl er in Wirklichkeit zu diesem Zeitpunkt keine Nahrung braucht. Eine gute Insulinempfindlichkeit ist wichtig, um einen guten Rhythmus in Ihrer Fastenmethode aufrechtzuerhalten. Sobald Sie sich an das Intervallfasten gewöhnt haben, wird der Insulinspiegel Ihres Körpers auf natürliche Weise gesenkt und stabilisiert sich. Sobald sich Ihr Insulin stabilisiert hat, werden Sie viel seltener Hunger verspüren. Viele Frauen haben angegeben, dass die ersten paar Tage schwierig waren, aber danach haben sie einfach aufgehört, Hunger zu empfinden. All diese Effekte sind auf die natürliche Regulierung des körpereigenen Insulins zurückzuführen. Die natürliche Senkung des Insulinspiegels erweist sich auch für Typ-2-Diabetiker als äußerst vorteilhaft. Sie sind in der Lage, ihr Insulin viel besser zu kontrollieren, indem sie einfach anpassen, wann sie essen.

- Leptin – das „Hör auf zu essen"-Hormon
Leptin ist ein weiteres Hormon, das durch Intervallfasten beeinflusst wird. Leptin ist das Hormon, das Ihnen sagt, wann Sie mit dem Essen aufhören sollen. Ein niedriger Leptinspiegel führt zu einem Anstieg des Hungers, was leicht zu übermäßigem Essen führen kann. Im Allgemeinen haben schlanke oder magere Personen niedrige Leptinwerte, während dicke oder fettleibige Personen hohe Leptinwerte haben. Das Problem bei einem chronisch hohen Leptinspiegel ist, dass sich daraus eine Leptinresistenz entwickelt – ähnlich wie sich eine Insulinresistenz entwickelt, wenn jemand einen chronisch hohen Insulinspiegel hat. Bei langfristiger Betrachtung wird Leptin durch die Gesamtmenge an Fettmasse im Körper reguliert. Ein starker Abfall des Leptinspiegels kann auch einen schlechten Einfluss auf andere Hormone und die Geschwindigkeit Ihres Stoffwechsels im Allgemeinen haben. Intervallfasten hilft, einen gesunden Leptinspiegel zu regulieren und zu fördern, sodass es einfacher wird, einen gesunden Stoffwechsel aufrechtzuerhalten.

- Blutzucker
Blutglukose wird auch als Blutzucker bezeichnet und gehört zu den Einfachzuckern. Blutglukose

wird in der Leber und im Skelettsystem gespeichert und gilt als primäre Energiequelle der menschlichen Spezies. Blutzucker ist lebenswichtig für die richtige Funktion verschiedener Organe, vor allem des Gehirns. Allein das Gehirn kann bei einem nüchternen Menschen bis zu 60 % der Glukose verbrauchen. Der menschliche Körper kann die Blutglukose ohne Insulin nicht als Energie verwenden. Wenn also nicht genügend Insulin produziert wird, wandelt der Körper sein bereits gespeichertes Fett in Energie um. Eine ketogene Diät basiert auf dem Phänomen der Hypoglykämie, das bedeutet, dass Ihr Körper nur über einen niedrigen Blutzuckerspiegel verfügt. Dies sorgt dafür, dass der Körper ständig Fett verbrennt, was zu dem oft gewünschten Gewichtsverlust und einer geringeren Fettmasse im Körper führt.

• Ghrelin – das „Du hast mich gestern um diese Zeit gefüttert"-Hormon
Ghrelin ist ein trickreiches kleines Hormon, das dafür verantwortlich ist, Ihrem Körper zu signalisieren, dass er jeden Tag zur gleichen Zeit essen soll. Beim Intervallfasten muss sich der Ghrelinspiegel anpassen und stabilisieren, was oft ein paar Tage dauern kann. Ghrelin ist manchmal auch dafür verantwortlich, dass Menschen in Ihrem Hunger reizbar oder wütend sind, während sie sich an den veränderten Hormonspiegel anpassen. Am besten erinnern

Sie sich in so einer Situation daran, dass es auch wieder vorbeigehen wird.

- Somatropin
Das Wachstumshormon Somatropin, im Englischen auch „Human Growth Hormone" (HGH) genannt, wird erhöht, wenn Intervallfastenmethoden in der Ernährung eingesetzt werden. Es ist erwiesen, dass dieser Hormonspiegel dann bis auf das Fünffache seines Durchschnitts ansteigen kann. Wenn das Somatropin erhöht ist, wird mehr Glukose im Blut produziert, was hilft, den Hunger leichter zu kontrollieren. Das Wachstumshormon hilft bei vielen Körperfunktionen und der Überschuss, den Intervallfasten verursacht, ist in vielerlei Hinsicht vorteilhaft. Somatropin kann auch tatsächlich die Reparatur des Körpers beschleunigen. Da das Wachstumshormon die Muskelsynthese antreibt, hilft es, den Heilungsprozess zu beschleunigen und ermöglicht es Ihnen, sich schneller von Trainingseinheiten und Verletzungen zu erholen.

- Auswirkungen auf weibliche Hormone
Die Auswirkungen von Intervallfasten auf die weiblichen Hormone sind umstritten. Eine mögliche Folge ist, dass Intervallfasten die Eierstöcke und die Fortpflanzungshormone „abschaltet". Wenn man den menschlichen weiblichen Körper objektiv betrachtet, ist er für die Fortpflanzung ausgelegt. Wenn Sie Intervallfasten praktizieren und einen Fett-

verbrennungszustand erreichen, führt dies manchmal dazu, dass das Fortpflanzungssystem vorübergehend abgeschaltet wird. Der Körper merkt, dass er die Fettreserven aufbraucht, und teilt dem Fortpflanzungssystem mit, dass er nicht richtig ernährt wird und deshalb nicht für die Geburt geeignet ist. Dies kann den Menstruationszyklus einer Frau stoppen. Auch wenn Sie im Geiste wissen, dass Sie wieder essen werden – auf zellulärer und hormoneller Ebene weiß Ihr Körper das nicht, also schaltet er in diesen Überlebensmodus. Dies ist nicht bei allen Frauen der Fall, doch wenn Ihre Periode ausbleibt, sollten Sie in Betracht ziehen, Ihre Fasten- und Ernährungszyklen anzupassen. Es ist immer ratsam, dies auch mit einem Arzt zu besprechen. Eine verfrüht einsetzende Menopause, die durch dieses Phänomen verursacht wird, ist nichts, was man auf die leichte Schulter nehmen sollte. Sie ist eines der wenigen Ereignisse, die beim Intervallfasten auftreten können, was bedeuten kann, dass der Intervallfasten-Lebensstil nicht mit Ihrem Körper und Ihrem Fortpflanzungssystem kompatibel ist.

- Die Schilddrüse und Intervallfasten
Intervallfasten kann sowohl positive als auch negative Auswirkungen auf die Schilddrüse haben. Die Schilddrüse ist eine Drüse, die sich im Hals befindet und für die Absonderung von Hormo-

nen verantwortlich ist, die die Wachstumsrate und den Stoffwechsel des Menschen regulieren.

Frauen mit Hypothyreose oder Schilddrüsenunterfunktion wurden früher gewarnt, sich von Intervallfasten und einem Lebensstil mit Nahrungsentzug fernzuhalten. Neuere Forschungen haben jedoch gezeigt, dass dies falsch ist. In den neueren Studien hat sich herauskristallisiert, dass es selbst bei Langzeitfasten (etwa für sieben bis zehn Tage) keine wirklichen negativen Auswirkungen gibt. Allerdings glauben viele Ärzte und Wissenschaftler, dass das, was die Schilddrüsenunterfunktion wirklich beeinflusst, die Kalorienzufuhr ist. Bei zu geringer Kalorienzufuhr beginnt die Schilddrüse mit Schwierigkeiten zu kämpfen, was bedeutet, dass Intervallfasten bei Hypothyreose in Ordnung ist, weil es die Kalorienzufuhr nicht wirklich einschränkt, sondern nur die Zufuhrzeiten ändert. Zwar kann das Fasten eine Belastung für unseren Körper sein, besonders bevor er sich vollständig an das Intervallfasten angepasst hat, doch es gibt keine neuen Forschungsergebnisse, die belegen, dass es schlecht für Frauen mit Schilddrüsenproblemen ist. Die Schilddrüse ist eine empfindliche Drüse und kann viele Symptome verursachen, wenn sie nicht richtig funktioniert. Oft sind die Ursachen für Schilddrüsenprobleme eine Autoimmunerkrankung oder ein Mangel an richtigen Nährstoffen, die der Schilddrüse helfen. Erhöhte Stresshormone und Cortisol können die Schilddrüsenfunktionen ebenfalls beeinträchtigen, genauso wie eine Infektion oder eine schlechte Verdauung. Geringe Magensäure und wenig Enzyme können ebenfalls Probleme verursachen. Im Wesentlichen ist es in Ordnung, wenn Sie ein Schilddrüsenproblem haben und Intervallfasten durchführen wollen, einfach die Richtlinien zu befolgen. Dazu gehört, dass Sie genügend Nahrung und Kalorien zu sich nehmen und dafür sorgen, dass Ihr Verdauungssystem funktioniert.

Bei einer gesunden Schilddrüse hat das Fasten keinen negativen Einfluss. Das zeigt die Messung der Auswirkungen auf die Schilddrüsenhormone. Eines davon ist T3. Dieses ist eines der Hormone, die für die Regulierung bestimmter Funktionen Ihres Körpers verantwortlich sind. T3 ist verantwortlich für Ihre Herzfrequenz, einige Komponenten Ihres Stoffwechsels und Ihre Körpertemperatur. T4 ist ein Prohormon. Es ist das Haupthormon, das von der Schilddrüse ausgeschüttet wird. T4 ist wichtig, weil es die Produktion des T3-Hormons anregt. Dann gibt es noch TSH oder das schilddrüsenstimulierende Hormon, das die Produktion von T3 und T4 anregt. Wenn der Spiegel des schilddrüsenstimulierenden Hormons hoch ist, bedeutet das, dass der Körper Schwierigkeiten hat, T3 zu produzieren. Nach einer Studie, in der zehn Tage lang

Isabella Bendick

gefastet wurde, gab es Hinweise auf eine leichte Veränderung des T3-Hormons, jedoch keinerlei Veränderung des T4-Hormons und auch keine Veränderung des TSH bzw. schilddrüsenstimulierenden Hormons. Das bedeutet, dass ein langes zehntägiges Fasten das aktive Schilddrüsenhormon ein wenig durcheinandergebracht hat, aber der Langzeiteffekt blieb unverändert. Es hat also nur den Stoffwechsel im Zustand des Fastens vorübergehend verlangsamt. Das mehrtägige Fasten veränderte die aktive Schilddrüse, aber schädigte oder veränderte letztendlich nicht die Fähigkeit, T4 oder TSH zu bilden. Das bedeutet, dass es nur den Stoffwechsel verlangsamt hat, und zwar nur während des Fastens – nicht während der Zeit der Nahrungsaufnahme. Sobald das Fasten gebrochen wird, kurbelt dies den Stoffwechsel tatsächlich so schnell an, dass er die Verlangsamung während der Fastenzeit kompensiert. Daher zeigte die Studie am Ende, dass die Kompensation den Stoffwechsel erhöhte. Die Quintessenz all dessen ist, dass die Schilddrüsenhormone während des Intervallfastens zwar beeinflusst werden, dies aber nicht unbedingt negativ oder schädlich ist und tatsächlich helfen kann, den Stoffwechsel zu beschleunigen.

15

Die versteckten Vorteile des Intervallfastens

Während die meisten Menschen die Idee des Intervallfastens zum Zwecke der Gewichtsabnahme interessant finden, hat es zahlreiche weitere Vorteile, die nicht so bekannt sind und über die auch nicht gesprochen wird. Intervallfasten reguliert den Insulin- und Blutzuckerspiegel auf natürliche Weise; es hilft, das Risiko von Volkskrankheiten wie Herzerkrankungen, Fettleibigkeit und Diabetes zu reduzieren sowie den Alterungsprozess des Körpers tatsächlich zu verlangsamen; und es ist dafür bekannt, die geistige Konzentration und das Energielevel drastisch zu verbessern. Dies gilt besonders während des Fastens. Viele Frauen haben angegeben, dass ihre Konzentration noch nie so gut war wie während des Intervallfastens.

- Vorteil eins: Intervallfasten hilft, den Insulin- und Blutzuckerspiegel des Körpers auf natürliche Weise zu regulieren

  Dieses Konzept hat in letzter Zeit aufgrund der verblüffenden Ergebnisse bei Diabetikern eine Menge Aufmerksamkeit erhalten. Sie sind in der Lage, ihren Insulinspiegel auf natürliche Weise zu regulieren, während sie Intervallfasten betreiben. Es hat sich gezeigt, dass dies genauso gut, wenn nicht sogar besser funktioniert als eine reine Kontrolle der Ernährung und Bewegung. Viele Typ-2-Diabetiker waren in der

Lage, das Intervallfasten als alleiniges Mittel
zur Kontrolle Ihres Zustands zu verwenden.

• Vorteil zwei: Intervallfasten hilft, das Risiko von
sehr häufigen Krankheiten wie Fettleibigkeit,
Herzkrankheiten und Diabetes zu reduzieren
und den Körper zu stärken

Intervallfasten zwingt den Körper in die
Ketose, die ein Zustand der Fettverbrennung
ist. Da der Körper Fett verbrennt, senkt er die
Risikofaktoren für häufige Krankheiten. Der
Zustand der Fettverbrennung hilft, bestimmte Chemikalien im Blutkreislauf freizusetzen, die wiederum dabei helfen, das schlechte
Cholesterin abzubauen. Das Insulin wird bei
Diabetikern auf natürliche Weise reguliert und
gesenkt und die Gewichtsabnahme wird durch
den erzwungenen Zustand der Fettverbrennung
gefördert und normalerweise auch erreicht. Die
Reduzierung von Krankheiten ist ein uralter
Anspruch an das Fasten. In den letzten Jahren
scheint es eine ganze Reihe von Informationen
zu geben, die diese Behauptung untermauern. In der Vorzeit, bevor Fettleibigkeit ein
verbreitetes Thema war und als Fasten eine
Lebensweise darstellte, gab es deutlich weniger Herzkrankheiten und gewichtsbedingte
Probleme. Das lag zum großen Teil daran, dass
sich die Menschen ausschließlich von pflanzlichen und fleischlichen Lebensmitteln ernähr-
ten und man ganz automatisch fastete, wenn

keine Nahrung verfügbar war. In neuerer Zeit wird dies als ein Vorteil des Fastens angesehen.

• Vorteil drei: Intervallfasten hilft bei der Verlangsamung des Alterungsprozesses

Eine weitere uralte Behauptung in Bezug auf das Intervallfasten ist, dass es den Prozess des Alterns deutlich verlangsamt. Dies lässt sich wissenschaftlich gesehen damit belegen, dass das Fasten den Spiegel des Hormons IGF-1 senkt. Dies ist das Wachstumshormon, das oft mit dem Altern, dem Tumorwachstum und dem Krebsrisiko in Verbindung gebracht wird. Wenn Menschen altern, beginnen ihre Darmstammzellen die Fähigkeit zu verlieren, sich zu regenerieren. Diese speziellen Stammzellen sind die Quellen für alle neuen Darmzellen. Der altersbedingte Verlust dieser Stammzellenfunktion kann einfach mit einem vierundzwanzigstündigen Fasten rückgängig gemacht werden. In einer kürzlich durchgeführten Studie an Mäusen fanden die Forscher heraus, dass das Fasten die Fähigkeit der Stammzellen, sich zu regenerieren, sowohl bei alten als auch bei jungen Mäusen drastisch erhöhte. Mäuse und Menschen sind sich anatomisch gesehen recht ähnlich, sodass die Ergebnisse oft vergleichbar sind. Die Zellen beginnen, Fettsäuren anstelle von Glukose abzubauen; dies ist eine Veränderung, die es den Stammzellen ermöglicht, regenerativer zu werden. Die Verlangsamung des Alterns durch die Regeneration der Stammzellen bei Mäusen war so erfolgreich, dass Forscher versuchen, ein Medikament zu entwickeln, das die Effekte des Fastens nachahmt. Die Studien haben gezeigt, dass die Regeneration der Stammzellen den Alterungsprozess nicht nur verlangsamt, sondern ihn sogar auf zellulärer Ebene umkehrt und die Lebenserwartung der Mäuse deutlich erhöht.

• Vorteil vier: Bessere Konzentration

Wenn sich Ihr Körper in einer Fastenperiode befindet, muss er sich sehr stark auf die anstehende Aufgabe konzentrieren. Dieses Phänomen tritt in einer Periode des „Hungerns" auf. Es erhöht die Aufmerksamkeit für Details und schärft den Verstand. Es macht Sinn, wenn Sie darüber nachdenken, was passiert, wenn Sie eine große Mahlzeit essen. Im Allgemeinen fühlen Sie sich danach schläfrig und satt. Daher kommt auch der Begriff „Fresskoma". Man isst eine große Mahlzeit und möchte am liebsten ein Nickerchen halten. Intervallfasten hat den gegenteiligen Effekt. Während des Fastens ist Ihr Insulinspiegel niedrig, wodurch Sie sich besser auf Ihre Aufgabe konzentrieren können. Das ist auch der Grund, warum Frauen, die eine ketogene Diät machen, berichten, dass sie sich besser konzentrieren können und einen klareren Geist haben. Der Körper wird in einen Zustand der Ketose bzw. Fettverbrennung gezwungen, was das Gehirn dazu veranlasst, sich nur auf eine Sache zur gleichen Zeit zu konzentrieren.

- Vorteil fünf: Bessere Herzgesundheit

Eine bessere Herzgesundheit ist sicherlich ein Vorteil des Intervallfastens. Genau genommen senkt es die Risikofaktoren für Herzerkrankungen. Intervallfasten fördert die Gewichtsabnahme, die wiederum hilft, den Insulinspiegel zu senken und natürlich die anderen Hormone des Körpers zu regulieren. Dies kann helfen, den Blutdruck zu senken, was die Risikofaktoren für Herzinfarkte und Schlaganfälle verringern kann. Intervallfasten zwingt den Körper, seine eigenen Fettspeicher zu verbrennen, was bedeutet, dass weniger Fett im Körper eingelagert wird, was zur Senkung von Cholesterin- und Triglyceridwerten beiträgt. Das Fasten induziert eine Ketose, die hilft, die Fettspeicher abzubauen und cholesterinzerstörende Substanzen im Blutkreislauf freizusetzen. Schon bei Menschen, die nur zwei Tage pro Woche fasteten, wurde eine bessere Herzgesundheit bei Menschen festgestellt.

Intervallfasten bei Krebspatienten

Intervallfasten bei Krebspatienten scheint eine vielversprechende Zukunft zu haben. Es wurden sowohl an Mäusen als auch an Menschen mehrere Studien mit guten Ergebnissen durchgeführt. Es scheint, dass Intervallfasten bei Frauen hilft, das Immunsystem zu aktivieren. Das Immunsystem des Menschen ist darauf ausgelegt, schädliche Krankheitserreger im Körper aufzuspüren und zu zerstören. Wenn es jedoch um Krebs geht, scheint der Körper nicht so gut darin zu sein, seine eigenen veränderten und abnormalen Zellen, wie z. B. Krebszellen, zu finden und abzutöten. Viele der neueren Krebsbehandlungen zielen auf die Entwicklung und Stimulierung des körpereigenen Immunsystems ab.

Jetzt haben Forscher herausgefunden, dass etwas so Einfaches wie ein Lebensstil, der Fasten beinhaltet, die Arbeit leisten könnte, die sie zu entwickeln versucht haben. Eine neue Studie wurde an einer Universität in Kalifornien an Labormäusen durchgeführt. Bei dieser Studie ging es hauptsächlich um das Mesotheliom. In diesem Experiment erhielten Labormäuse gleichzeitig mit ihrer Chemotherapie auch eine Fastendiät, und es zeigte sich, dass es für das Immunsystem deutlich einfacher war, Brustkrebszellen und Hautkrebszellen anzuvisieren und abzutöten. Die Mäuse produzierten aufgrund der Fastendiät mehr der Zellen, die dem Immunsystem helfen; darunter B-Zellen und T-Zellen. Diese Zellen zielen aktiv auf Tumorzellen und zerstören sie. Zusammen mit dieser Entdeckung lernten die Forscher, dass die Zellen, die oft Tumore vor Chemotherapie schützen, die sogenannten T-regulatorischen Zellen, nach dieser Prozedur in den Tumoren nicht gefunden wurden, was bedeutet, dass die Chemotherapie-Medikamente in der Lage waren, ihre Arbeit viel besser und mit weniger Hindernissen zu erledigen.

Die gleichen Leute, die diese Forschung an Mäusen durchgeführt haben, haben auch eine Pilotstudie mit menschlichen Krebspatienten durchgeführt. Der Zweck dessen war vor allem, zu überprüfen, ob Fasten-

programme während einer Chemotherapie ungefährlich sind. Die Durchführung von zweitägigem Fasten,
viertägigem Fasten und Fasten nur mit Wasser, genauso
wie kalorienreduzierte Diäten, wurde als sicher und
nützlich für Krebspatienten befunden, solange sie ärzt-
lich überwacht wird. Alle Studien zeigten auch, dass
eine Fastenkur oder Intervallfastenkur gut mit einer
Chemotherapie harmonierte und nützlich dabei sein
könnte, das Wachstum von Tumoren bei Krebspatienten zu verlangsamen.

Auch die Nebenwirkungen durch die Chemotherapie
wurden bei Krebspatienten in den Studien durch
Intervallfasten verringert. Die Nebenwirkungen einer
Chemotherapie können von geringfügig bis schwerwiegend reichen. Intervallfasten kann helfen, den
Körper vor Nebenwirkungen zu schützen. Bei einer
der Studien fasteten die Patienten vor der Behandlung
mehrere Tage lang und aßen dann unmittelbar vor der
Behandlung normal. Sie schienen keine gefährliche
Menge an Gewicht zu verlieren und es gab keine merk-
liche Beeinträchtigung ihrer Behandlungen. Doch
bei den Patienten, die an einem Fastenkurprogramm
teilnahmen, war eine signifikante Verringerung der
Nebenwirkungen dieser Behandlungen zu beobach-
ten. Sie litten weniger unter Schwäche und Müdigkeit,
Übelkeit und Kopfschmerzen. Auch eine reduzierte
Menge an Mundtrockenheit sowie Entzündungen im
Mund, Krämpfen und Taubheit ließ sich beobachten.

Die Skeptiker des Intervallfastens befürchten, dass es
ungesunde Ernährungsmuster fördert und Essstörungen

begünstigen könnte. Die Forschung zu Intervallfasten bei Krebspatienten konnte dies jedoch nicht unterstützen. Es gibt mehrere Studien, die zeigen, dass es unter professioneller Anleitung unbedenklich für Krebspatienten ist. Es gibt minimale Hinweise darauf, dass eine langfristige Kalorienrestriktion einige negative Auswirkungen haben könnte, aber die meisten davon sind nicht signifikant. Für Frauen, die gegen Krebs kämpfen, kann es einen Versuch wert sein. Die Ergebnisse scheinen sicher und stabil zu sein und es scheint damit viel Hoffnung für Krebspatienten zu geben. Achten Sie jedoch darauf, dass Sie Intervallfasten nur mit der Zustimmung Ihrer Ärzte und Ihres Onkologie-Teams durchführen.

Fasten und das Gehirn: Die Auswirkungen und mögliche Verlangsamung neurologischer Erkrankungen

Intervallfasten ist, wenig überraschend, gut für das Gehirn. Es gibt eine Vielzahl von neurochemischen Veränderungen, die im Gehirn während eines Fastenzustandes auftreten. Neurotrophe Faktoren werden verbessert, zusammen mit einer besseren kognitiven Funktion, der Widerstandsfähigkeit gegen Stress und der Reduzierung von Entzündungen. Intervallfasten stellt Ihr Gehirn vor eine Herausforderung und das Gehirn passt sich an diese Herausforderung an, indem es Wege der Stressreaktion schafft und anpasst, die es Ihrem Gehirn erlauben, besser mit Krankheits- und Stressrisiken umzugehen. Die Veränderungen, die während einer Fastenperiode stattfinden, ahmen die chemischen Veränderungen im Gehirn nach, die bei regelmäßigem Training auftreten. Sowohl Sport als auch Fastenperioden erhöhen und verbessern die Proteinproduktion im Gehirn, was dazu beiträgt, das Wachstum neuer und gesunder Neuronen zu fördern, die Verbindung zwischen den Neuronen zu verbessern und die Synapsen zu stärken. Fasten kann helfen, neue Nervenzellen, die aus Stammzellen im Hippocampus stammen, zu fördern und besser zu produzieren. Fasten hilft auch, die Produktion von Ketonen in der Leber zu stimulieren und zu erhöhen. Diese Ketone nutzen die Neuronen im Gehirn als Energiequelle. Fasten hilft auch, die Anzahl der Mitochondrien in den Nervenzellen zu vervielfachen, da die Neuronen sich ständig an Stress anpassen, indem sie mehr Mitochondrien produzieren. Da die Mitochondrien in den Neuronen vermehrt werden, verbessert sich auch die Fähigkeit, neue Neuronen zu bilden und die Verbindungen zwischen den Neuronen aufrechtzuerhalten, was letztlich zu einer Verbesserung der Gedächtnis- und Lernfähigkeiten führt. Neben den beeindruckenden Fähigkeiten des Intervallfastens, die Gehirnfunktion zu verbessern, gibt es auch Hinweise darauf, dass Intervallfasten in der Lage ist, die Nervenzellen zu verbessern, um bei der Reparatur der DNA zu helfen. Die Ergebnisse mehrerer Studien zeigten, dass Intervallfasten dabei hilft, Stammzellen aus einem Ruhezustand in einen Zustand der Selbsterneuerung zu versetzen; dadurch löst es die Regeneration von Organsystemen aus, die auf Stammzellen basieren. Zusammenfassend lässt sich sagen, dass Fasten aufgrund des leichten Stresses, den es auf das Gehirn ausübt, dazu beitragen kann, das Wachstum von abnormalen Gehirnzellen zu verlangsamen. Indem es diese Zellen verlangsamt, könnte es möglicherweise das Wachstum von Zellen, die Alzheimer und Parkinson verursachen, verlangsamen oder sogar rückgängig machen. Das Gehirn ist ein unglaublich komplexes Organ, und es stellt einen großen Durchbruch dar, zu demonstrieren, dass etwas so Einfaches wie ein paar zusätzliche Stunden am Tag nichts zu essen, möglicherweise verheerende neurologische Krankheiten beeinflussen und verhindern kann.

Kapitel 2

Den Hunger austricksen

Hunger ist im Grunde genommen die Mitteilung Ihres Körpers, dass er Nahrung will und dass Sie ihn füttern sollen – anders gesagt, das Verlangen oder der Drang zu essen. Eine große Hürde beim Intervallfasten ist die Überwindung des anfänglichen Hungers, den Sie verspüren. Im Grunde versucht Ihr Verstand Sie davon zu überzeugen, dass Sie sterben werden, wenn Sie nicht sofort etwas essen. Wenn Sie hungrig sind, ist es also wichtig, Ihren Verstand vom Gegenteil zu überzeugen, um den Kreislauf des sofortigen Essens zu durchbrechen. Der menschliche Körper hat sich über Tausende von Jahren entwickelt und ist gut gerüstet, um mit längeren Fastenperioden umzugehen. Die größere Herausforderung besteht darin, den Geist zu trainieren. Zunächst ist es wichtig, zu erkennen, dass es zwei Hauptarten von Hunger gibt. Es gibt den physischen Hunger, bei dem Ihr Körper tatsächlich hungrig ist und nach Nahrung verlangt, und es gibt den psychologischen Hunger, bei dem Ihre Gefühle Ihnen sagen, dass sie Nahrung wollen. Es ist wichtig für Ihren Erfolg, den Unterschied und die Symptome von physischem und psychischem Hunger zu erkennen.

Anzeichen für körperlichen Hunger ist Hunger, der allmählich auftritt und nicht sofort gestillt werden muss; er kann mit jeder Nahrung gestillt werden, er verursacht Zufriedenheit und keine Schuldgefühle.

Zu den Anzeichen von psychologischem Hunger gehören das plötzliche und dringende Bedürfnis zu essen, das oft mit bestimmten Gelüsten einhergeht, danach ein Völlegefühl, das bis zum Unwohlsein reicht, Unzufriedenheit mit sich selbst und Schuldgefühle.

Den Hunger zu überwinden, besonders den psychologischen Hunger in der Mitte des Fastens, kann ein herausforderndes mentales Hindernis sein. Es gibt viele gute Möglichkeiten, sich selbst zu helfen, um den Hunger zu überwinden. Eine davon ist, sicherzustellen, dass Sie Hunger nicht mit Dehydrierung verwechseln. Oft denkt man, dass man Hungergefühle hat, wenn der Körper in Wirklichkeit einfach nur Wasser braucht. Kaffee und Tee sind hervorragend geeignet, um dieses Hungergefühl zu dämpfen; zuckerfreie Getränke sind ebenfalls eine gute Option. Auch Zähneputzen hilft nachweislich, das Hungergefühl zu reduzieren. Eine der besten Möglichkeiten besteht darin, sich auf etwas anderes zu konzentrieren und aktiv zu bleiben. Etwas zu tun, das Ihnen Spaß macht, oder eine Tätigkeit, bei der Sie produktiv sind, kann den Hunger am besten hemmen. Die Zeit vergeht oft wie im Fluge, wenn man in eine Aktivität vertieft ist, und dann ist die Fastenzeit vorbei, bevor man es merkt. Diese Tätigkeit kann alles sein, das den Geist genug beschäftigt, um das Verlangen oder die Hungergefühle zu unterbrechen.

Studien haben gezeigt, dass sich das Hormon Ghrelin, das Ihrem Körper sagt, zu welcher Zeit Sie normalerweise essen, sich anzupassen beginnt, sobald sich Ihr Körper an das Fasten gewöhnt hat. Viele Frauen denken, dass sie umso hungriger werden, je länger sie nicht essen bzw. je länger sie fasten. Das ist falsch. Der Hunger kommt und geht beim Fasten. Nach einigen Tagen beginnen sich Ihre Hormone anzupassen. Viele Frauen sagen, dass die ersten vier Tage die schwierigsten sind, wenn es darum geht, mit dem Hunger umzugehen und sich darauf einzustellen. Etwa nach dem vierten Tag haben sich Ihre Hormone jedoch deutlich angepasst, und viele berichten, dass sie dann immer weniger unter Hunger litten. Manchmal, wenn Sie sich hungrig fühlen, kann es tatsächlich das Ghrelin sein, das Ihnen sagt, dass Sie Salz brauchen. Die Aufnahme von Natrium ist für den Körper sehr wichtig. Das Mineral übernimmt viele wesentliche Funktionen im menschlichen Körper. Salz wird benötigt, um die Funktion und Pumptätigkeit des Herzens zu unterstützen; es ist auch der Schlüssel für die Kommunikation zwischen den Zellen und hilft den wichtigsten Organen, richtig zu funktionieren.

Das erste Fasten zu durchzustehen, erfordert Willenskraft und Entschlossenheit, aber es wird leichter. Wir werden von klein auf darauf trainiert, fast die ganze Zeit zu essen, um gesund zu sein und zu wachsen. Durch Intervallfasten trainieren und konditionieren Sie Ihren Körper, etwas zu tun, von dem er vergessen hat, dass er es eigentlich tun sollte. Der Kampf gegen den Hunger ist oft der härteste Kampf für Frauen, die sich für den schwierigen, aber nützlichen Weg des Intervallfastens entscheiden. Es gibt aber auch Hilfsmittel und Techniken, die Ihnen helfen, Ihren Hunger zu überwinden. Meditation und Yoga haben sich als sehr hilfreich erwiesen, um Hungergefühle zu bewältigen und den Geist neu auszurichten und zu klären. Auch ätherische Öle haben nachweislich eine positive Wirkung bei der Bewältigung von Hunger und Heißhungergefühlen. Es gibt viele Hilfsmittel, die Ihnen dabei helfen, Ihren Hunger und Frustgefühle in den Griff zu bekommen. Nutzen Sie einige von ihnen, um diese erste Hürde zu überwinden.

Die Rolle gesunder Snacks

Der Konsum von gesunden Snacks ist eine gute Möglichkeit, sich auf das Intervallfasten einzustellen. Das allmähliche Weglassen von Junkfood und der Ersatz durch gesunde Lebensmittel ist eine hervorragende Möglichkeit, Ihren Körper darauf vorzubereiten. Wenn Sie Schwierigkeiten haben, sich an eine Fastenperiode zu gewöhnen oder beim Fastenbrechen zu viel essen, kann ein gesunder Snack wirklich helfen. Sorgen Sie dafür, dass das Letzte, was Sie vor dem Fasten essen, etwas ist, das viel gutes Fett und wenig Kohlenhydrate enthält. Das Erste, was Sie nach dem Fasten essen, sollte dasselbe sein. Möglicherweise müssen Sie Ihre Fastenzeiten im Laufe der Zeit schrittweise verlängern, wenn Sie anfangs zu große Schwierigkeiten haben. Beginnen Sie mit einem achtstündigen Fasten und sehen Sie dann weiter. Belohnen Sie sich nach dem

Fasten mit einem gesunden Snack. Gesunde Snacks sind Lebensmittel mit einem hohen Anteil an guten Fetten, die Ihren Hunger tatsächlich stillen und ihn nicht nur überdecken. Ein nährstoffreicher Snack wird den Hunger am besten befriedigen.

Beispiele für gesunde Snacks:

- Avocado
- Erdnüsse
- Sojanüsse
- Ein Löffel Erdnussbutter
- Kürbis- oder Sonnenblumenkerne

"Hanger" und "Hanxiety"

Hungerwut gibt es wirklich! Der englische Begriff „Hanger", eine Zusammensetzung aus „hungry" und „angry", also „hungrig" und „wütend", war ursprünglich als Scherz gemeint, um die fortschreitende Irritation eines hungrigen Mädchens zu beschreiben. Mittlerweile ist dieser englische Ausdruck für Hungerwut ein tatsächlicher Begriff, der regelmäßig verwendet wird. Er beschreibt den reizbaren Zustand, der mit dem Hunger einhergeht. Menschen, die bereits bei einer normalen Ernährung mit Hungerwut zu kämpfen haben, können die ersten paar Tage des Fastens wirklich auf Schwierigkeiten treffen. Wie bei den meisten Dingen wird es einfacher, damit umzugehen, wenn Sie damit rechnen und darauf vorbereitet sind. Wenn Sie wissen, dass Sie reizbar werden, wenn Sie hungrig sind, planen

Sie vielleicht ein, etwas zu tun, das Ihnen Spaß macht,
um sich abzulenken. Gehen Sie spazieren, üben Sie
sich in Achtsamkeit – viele haben Meditation in einer
schwierigen Phase des Fastens als hilfreich empfun-
den. Denken Sie daran, dass es vorbeigehen wird. Ihr
Körper wird sich nach den ersten drei Tagen anpassen
und es wird leichter. Viele Frauen finden, dass sie ihrem
„Hanger" am besten mit Lachen begegnen. Ein lustiges
Bild, Video, Buch oder eine lustige Person zu finden,
hat wesentlich dazu beigetragen, dass die Gefühle vorbeigehen! Auch das Trinken von Kräutertee, Kaffee oder
Wasser kann helfen, die Reizbarkeit zu überwinden. Das
Gefühl der Hungerwut ist für niemanden angenehm,
also stellen Sie sicher, dass Sie eine mögliche Ablenkung
für sich bereithalten, sollte das Gefühl auftreten.

Das andere hungerinduzierte Gefühl, das auftreten
kann, ist Hungerangst, in Anlehnung an den Begriff
„Hanger" auch als „Hanxiety" (von Engl. „anxiety",
Angst) bezeichnet. Dies ist das unbehagliche oder
panische Gefühl, das durch Hunger ausgelöst wird.
Es ist im Wesentlichen eine stressbedingte Angst. So
wie auch der wütende, reizbare Zustand wird diese
Angst vorübergehen. Wenn Sie zu Angstgefühlen
neigen, wappnen Sie sich mit Aktivitäten, von denen
Sie wissen, dass sie Sie ablenken und entspannen.
Hungerinduzierte Angstzustände sind unangenehm
und können beängstigend sein. Obwohl sie nicht so
häufig vorkommt wie die Hungerwut, ist hungerinduzierte Angst ein echtes Gefühl und sollte entsprechend
behandelt werden. Viele Frauen haben festgestellt, dass
Yoga, Pilates oder Sport ihre Angstzustände deutlich

lindern kann. Auch die bereits erwähnte Meditation, Achtsamkeitsübungen, ätherische Öle und verschiedene andere Hilfsmittel können Sie darin unterstützen, die Angstzustände zu überwinden. Denken Sie einfach immer daran, dass dieser Zustand nicht dauerhaft ist und Sie sich anpassen werden.

Wenn Sie bereits unter Angstzuständen leiden, kann es eine gute Idee sein, zuerst Ihren Arzt zu konsultieren und mit ihm darüber zu sprechen, wie Sie die Anpassung auf solche Weise bewältigen können, dass Sie möglichst wenig Angst empfinden und Ihren Geist und Körper möglichst wenig Stress aussetzen.

Kapitel 3

Fehlinformationen

Die 6 Mythen

Wie bei jeder Diät oder Lebensstiländerung gibt es verbreitete Mythen und Missverständnisse, die sie zu begleiten scheinen. Es ist wichtig, die gängigen Mythen zu entlarven, um das Konzept des Intervallfastens besser zu verstehen. Wenn Sie anfangen, Leuten zu erzählen, was Sie tun, wird höchstwahrscheinlich jemand sagen, dass er schon etwas Schlechtes darüber gehört hat. Wenn Sie recherchiert haben, wissen Sie, dass die meisten negativen Behauptungen falsch sind und dass Intervallfasten in vielerlei Hinsicht von großem Nutzen ist. Die häufigsten Mythen sind folgende: Fasten ist unnatürlich und ungesund; es verlangsamt den Stoffwechsel; es verursacht den Verlust des Muskeltonus; es kann Essstörungen verursachen und fördert übermäßiges Essen; und dass man während des Fastens nicht trainieren kann.

Mythos eins – Fasten ist unnatürlich und ungesund für den menschlichen Körper

Wie falsch dieser Mythos ist! Fasten ist etwas ganz Natürliches. Wie bereits erwähnt, gab es in der Steinzeit natürliche Fastenzeiten, wenn kein Fleisch gejagt und keine Beeren und Pflanzen gesammelt werden konnten. Das bedeutete, dass die Menschen dann einfach nichts aßen. Intervallfasten ist nicht nur natürlich, sondern wird sogar als gesund angesehen. Der Mensch ist aus den oben genannten Gründen recht gut an lange Fastenzeiten angepasst. Dieser Mythos kann sicherlich allein durch die Geschichte entlarvt werden. Abgesehen davon gibt es mittlerweile Studien und Zeugnisse über die Vorteile des Intervallfasten-Lebensstils.

Mythos zwei – Intervallfasten verlangsamt den Stoffwechsel

„Intervallfasten verlangsamt den Stoffwechsel" ist auch eine ungenaue Behauptung. Intervallfasten beschleunigt tatsächlich den Stoffwechsel, weil es auf natürliche Weise den Insulin- und Blutzuckerspiegel senkt. In Wirklichkeit hilft Intervallfasten also, die Hormone zu regulieren, die Ihren Stoffwechsel beeinflussen, was teilweise erklärt, warum es eine so erfolgreiche Abnehm-Methode ist.

Isabella Bendick

Mythos drei – Intervallfasten führt zu Muskelverlust

Es ist unwahrscheinlich, dass Intervallfasten einen signifikanten Muskelabbau verursacht, es sei denn, es wird bei einer sehr dünnen Person falsch durchgeführt. Der Fall, in dem dies eintreten könnte, ist, wenn der Körper keine Fettspeicher mehr hat und beginnt, Muskeln zu verbrauchen. Dies ist jedoch sehr unwahrscheinlich. Intervallfasten verursacht keinen ernsthaften Muskelverlust oder -abbau, wenn es richtig angewendet wird. Es gibt einige Kontroversen darüber, dass zu viel Ausdauertraining während des Fastens zu einem geringfügigen Abbau von Muskelgewebe führen kann, aber es gibt nur wenig wissenschaftliche Untersuchungen und Forschung, die diese Behauptungen unterstützen. Bei jeder Gewichtsabnahme kommt es in der Regel zu einem leichten Muskelabbau, doch mit den richtigen Nahrungsergänzungsmitteln und Übungen können die Muskeln leicht wieder aufgebaut werden.

Mythos vier – Intervallfasten verursacht Essstörungen

Wenn Sie bereits gegen Magersucht oder Bulimie gekämpft haben, ist Fasten vielleicht nichts für Sie. Obwohl es sicherlich keine Essstörungen verursacht, sollten Sie nicht versehentlich in zu schlechte Ernährungsgewohnheiten verfallen. Wenn Sie durch eine frühere Essstörung vorbelastet sind, sprechen Sie mit Ihrem Arzt oder Therapeuten über den gesündesten

Weg, ein Intervallfastenprogramm durchzuführen. Das Planen und Kochen von Mahlzeiten und Snacks im Voraus kann dabei sehr hilfreich sein, ebenso wie ein Essensplan, an den Sie sich halten. Ein starkes Unterstützungssystem zu haben ist besonders wichtig, wenn Sie zuvor eine Essstörung überwunden haben. Obwohl, wie oben erwähnt, Intervallfasten selbst keine Essstörungen verursacht.

Mythos fünf – Intervallfasten fördert Essattacken

Wenn Sie Ihr Fasten richtig brechen und sich an einige einfache Regeln halten, sollte es in der Regel nicht zu Essattacken kommen. Intervallfasten lässt den Magen tatsächlich schrumpfen, was theoretisch dazu führt, dass der Körper nach weniger Nahrung verlangt. Vor allem, wenn Sie Ihr Fasten mit einem Lebensmittel brechen, das viel gutes Fett enthält, dann wird zuerst das Fett abgebaut, was zu einem besseren Sättigungsgefühl führt. Der Großteil aller Essattacken ist typischerweise psychologisch bedingt. Außerdem senkt das Intervallfasten den Blutzucker- und Insulinspiegel auf natürliche Weise, sodass Sie aufgrund der Stabilität des Blutzuckerspiegels weniger Hunger verspüren. Zwar können die ersten paar Tage hart sein, doch letztendlich sollten Sie viel weniger Verlangen nach Essen verspüren. Während der Anpassungsphase Ihres Körpers kommt es in der Regel am häufigsten zu übermäßigem Essen. Typischerweise fühlen sich die Menschen nach der Anpassung an einen kleineren Magen oft unangenehm voll, sobald sie nach dem Fasten mit dem Essen beginnen, und wollen keine großen Mahlzeiten zu sich nehmen oder zu viel essen.

Mythos sechs – Sie können während einer Fastenkur nicht trainieren

Dass man sich während des Fastens nicht bewegen kann, ist ein weiteres verbreitetes Missverständnis. Viele Menschen fasten die ganze Nacht und bis zum Mittag, wenn sie einen Ernährungsplan mit einem sechzehnstündigen Fasten- und einem achtstündigen Essensfenster verfolgen. Eine ganze Reihe von Studien besagt, dass es am besten ist, gleich morgens zu trainieren – ein Zeitpunkt, der technisch gesehen in der Mitte der Fastenzeit liegt. Viele Frauen trainieren tatsächlich anstelle des Frühstücks. Sie haben berichtet, dass das Training als erste Handlung am Morgen ihnen hilft, aufzuwachen, und sie viel besser auf den Tag vorbereitet als ihre früheren morgendlichen Gewohnheiten. Da das Fasten nicht notwendigerweise Ihre Ernährung verändert, sondern nur den Ernährungszeitpunkt, sollten Ihre Trainingsgewohnheiten nicht drastisch angepasst werden müssen. Die einzige Zeit, in der Sie Ihr Training einschränken sollten, ist die Zeit, in der Sie sich entweder an das Intervallfasten selbst oder an eine ketogene Diät gewöhnen. In diesen Fällen ist es ratsam, sich auszuruhen und die Anpassungsphase abzuwarten, um Symptome einer Keto-Grippe und eine Überbeanspruchung des Körpers zu vermeiden. Sobald sich Ihr Körper jedoch entsprechend angepasst hat, hilft Bewegung bei der Gewichtsabnahme und einer insgesamt gesünderen Ernährung. Ein Fünkchen Wahrheit an diesem Mythos ist, dass es unklug sein kann, während einer Fastenkur besonders intensive Trainingseinheiten durchzuführen. Es besteht die Möglichkeit, dass es zu einem Muskelabbau kommt, wenn das Work-out während des Fastens zu anstrengend ist.

Häufige Fehler

Bei jeder Diät oder Lebensstiländerung gibt es häufige Fehler, die Ihren potenziellen Erfolg beeinträchtigen können. Intervallfasten ist keine klare oder präzise Kunst; es gibt viele Variablen, die Ihre Ergebnisse beeinflussen können. Bestimmte, einfache Fehler, die recht leicht zu vermeiden sind, können Ihren Bemühungen schaden. Viele sind sich nicht einmal dessen bewusst, dass sie diese Fehler begehen. Sich die eigenen Gewohnheiten bewusst zu machen, ist sehr wichtig für den Erfolg beim Intervallfasten. Wie bei jeder Änderung des Lebensstils braucht die Anpassung Zeit, und niemand schafft es, alles auf einmal richtig zu machen.

Während des Essensfensters nicht genug zu essen

Nach dem Fasten nicht genug zu essen, ist ein häufiger Fehler. Der Magen hat ein gewisses Maß an Entbehrlichkeit. Das heißt, er kann sich bis auf ein bestimmtes Maß zusammenziehen und auch ausdehnen.

Während einer Fastenkur zieht er sich zusammen und gewöhnt sich daran, weniger zu verarbeiten. Wenn Sie viel essen, dehnt er sich aus und gewöhnt sich daran, größere Mengen an Nahrung aufzunehmen. Wenn es auf das Fastenbrechen zugeht, wollen Sie automatisch schwere, sehr dichte Lebensmittel essen. Das ist ein häufiger Fehler, denn wenn Ihr Magen geschrumpft ist, haben Sie schnell keinen Platz mehr für die guten Dinge wie Gemüse und Ballaststoffe. Es ist wichtig, genügend Lebensmittel mit guten Fetten zu sich zu nehmen, besonders zu Beginn des Fastenbrechens. Das Fastenbrechen mit Lebensmitteln, die gute Fette enthalten – wie Avocado, Eier und Erdnussbutter –, regt den Appetit an und stellt den Körper um. Anstelle des eingelagerten Fettes verbrennt er nun die Fette, die Sie ihm zuführen. Die Zufuhr von genügend Kalorien ist ebenfalls wichtig. Wenn Sie nicht genügend Kalorien zu sich nehmen, wird es eher zu unerwünschten und schädlichen Auswirkungen kommen. Die Planung der Mahlzeiten und die Recherche können wirklich dabei helfen, diese Fehler zu vermeiden – ebenso wie die Planung der günstigsten Tageszeit für das Fastenbrechen.

Kaffeeweißer zu benutzen

Dies ist ein weiterer häufiger Fehler, den Menschen unbeabsichtigt begehen und der einen Fastenbruch verursacht, ohne dass sie es merken. Schon ein halber Esslöffel Kaffeeweißer oder etwas Mandelmilch reicht aus, um eine Insulinreaktion auszulösen und das Fasten zu brechen. Sobald Sie die Substanz in Ihr Ge-

tränk geben, können Sie das Fasten genauso gut beenden, weil Sie ohnehin von vorne beginnen müssen.
Die Gewöhnung an schwarzen Kaffee kann schwierig
sein. Viele Menschen, die sich nicht daran gewöhnen
können, steigen einfach auf Kräutertees um.

Nicht genug Wasser zu trinken

Ein weiterer häufiger Fehler ist es, sich einfach nicht aus-
reichend mit Flüssigkeit zu versorgen. Oftmals, wenn
Sie das Gefühl haben, hungrig zu sein, sagt Ihr Körper
Ihnen in Wirklichkeit, dass er Flüssigkeit braucht.
Viele Frauen waren schockiert, als sie feststellten, dass
ihre Hungergefühle während einer Fastenkur durch
einfaches Trinken von Wasser oder Tee eingedämmt
wurden. Der Körper verlangt auch mehr Salz bei einer
Intervallfastenkur. Achten Sie auf eine ausreichende
Wasser- und Salzzufuhr, da diese für ein gutes, gesundes
Ergebnis unerlässlich sind. Genügend Wasser zu trin-
ken und stets hydriert zu bleiben, hilft auch dabei, die
Keto-Grippe zu verhindern und zu überwinden, wenn
Sie zusätzlich die ketogene Diät befolgen. Viel trinken
ist der Schlüssel zu jeder Ernährungsumstellung und
wird fast immer Ihre Ergebnisse verbessern.

Nicht genug Unterstützung zu haben

Oftmals ist dies bei Diäten die größte Ursache für
das Scheitern. Unterstützung für eine Lebensumstel-
lung ist eine absolute Notwendigkeit. Ohne ein starkes Netzwerk, auf das man sich verlassen kann, in

dem man Fragen stellen und Ideen diskutieren kann, sind die meisten Menschen nicht erfolgreich. Wenn Sie sich abmühen und frustriert sind, suchen Sie sich jemanden, der die gleichen Veränderungen und Anpassungen durchmacht, die mit der Umstellung Ihrer Gewohnheiten zu einem Intervallfasten-Lebensstil einhergehen. Es gibt viele Online-Selbsthilfegruppen, die gern andere unterstützen und ihr Wissen teilen. Ihr Leben zu ändern ist schon schwer genug und es ist fast unmöglich, es allein zu tun.

Das Frühstück im Fokus

Von klein auf wurde uns eingebläut, dass das Frühstück die wichtigste Mahlzeit des Tages sei; doch je mehr Forschungsergebnisse zum Intervallfasten veröffentlicht werden, desto mehr wird uns klar, dass das Frühstück vielleicht nicht so vorteilhaft und notwendig ist, wie wir glauben. Im Laufe der Zeit konnte bewiesen werden, dass das Auslassen des Frühstücks keine wirklich negative Wirkung oder Bedeutung hat. Das lästige kleine Hormon Ghrelin ist teilweise dafür verantwortlich, dass wir uns angewöhnt haben, jeden Morgen zu frühstücken. Ghrelin ist das Hormon, das uns sagt, dass wir jeden Tag zur gleichen Zeit essen sollen. Teilweise haben wir also das Gefühl, dass wir frühstücken müssen, weil es einfach eine Gewohnheit ist, die sich im Verlauf unseres Lebens in unserem Gehirn und in unseren Hormonen eingeprägt hat.

Einzelpersonen haben vor Kurzem festgestellt, dass, sobald sie ihre Körper angepasst und darauf umgeschult hatten, nicht mehr als Erstes am Morgen Nahrung zu erwarten, es tatsächlich wenig bis gar keine negativen Auswirkungen in ihrem täglichen Leben gab. Um es einfach auszudrücken – unser Körper fastet von Natur aus über Nacht, zu frühstücken bedeutet, das Fasten gleich am Morgen zu brechen, und das ist nicht unbedingt von Vorteil. Es wurde auch gezeigt, dass Personen, die das Frühstück ausließen, im Laufe des Tages mehr Kalorien verbrannten als diejenigen, die morgens ein Frühstück zu sich nahmen. Morgens, wenn wir theoretisch über Nacht gefastet haben – sofern Sie kein schlafwandelnder Esser sind –, befinden Sie sich bereits in oder nahe einem milden Zustand der Ketose, da Ihre Blutzuckerspeicher über Nacht geleert wurden. Innerhalb einiger Stunden nach dem Aufwachen stellen sich in unserem Körper Hormone ein, die ihn auf Dauer stärker machen. Das Wachstumshormon wird ausgeschüttet und dies hilft, die Insulinempfindlichkeit zu verbessern.

Die Insulinempfindlichkeit ist wichtig, um ein Fasten auf angenehme Art aufrechterhalten zu können. Insulin ist das Hormon, das dafür verantwortlich ist, Ihrem Körper mitzuteilen, dass er Nahrung erhalten möchte. So empfindlich wie möglich auf Insulin zu reagieren, hilft, den Blutzuckerspiegel stabil zu halten, was Ihnen wiederum hilft, sich weniger hungrig zu fühlen und übermäßiges Essen zu vermeiden. Wenn Sie entscheiden, dass das Überspringen des Frühstücks für Sie keine Option ist und Sie nicht bereit sind, es auszuprobieren, müssen Sie Ihr Fasten um das Frühstück herum organisieren. Die schlechteste Art von Frühstück, die Sie nach dem Fastenbrechen zu sich nehmen können, ist jedoch ein kohlenhydratreiches, zuckerhaltiges Frühstück. Dies wirft die Hormone aus dem Gleichgewicht, indem es Ihren Blutzuckerspiegel erhöht und die Insulinreaktion auslöst. Es wird nicht nur die Ketose vollständig beenden, sondern es wird auch für mehrere Tage sehr schwierig sein, diese wiederherzustellen. Wenn Sie also nicht glauben, dass Sie das Frühstück auslassen können, dann vermeiden Sie zumindest ein ungesundes.

Viele Menschen wollen einfach aus lebenslanger Gewohnheit frühstücken, und diese Routine zu durchbrechen, ist anfangs ziemlich schwierig. Viele Frauen finden, dass das morgendliche Training eine gute Möglichkeit ist, den Frühstückshunger zu überwinden. Morgens zu trainieren ist eine großartige Gelegenheit, um sich zu bewegen und sich auf den Tag vorzubereiten.

Unser Körper ernährt uns bereits am Morgen

Schließlich ernährt sich unser Körper bereits am Morgen, weil Sie sich zu diesem Zeitpunkt in einem Zustand der Fettverbrennung befinden sollten. Sobald Sie sich in einem Zustand der Fettverbrennung befinden, ist es unnötig, zu frühstücken, weil Ihr Körper bereits seine eingelagerten Fettzellen verbrennt. Wenn Sie morgens aufwachen, befinden Sie sich bereits in einem Zustand der milden Ketose, also im Zustand der Fettverbrennung. Zu frühstücken unterbricht die Ketose und Sie wandeln zur Energiegewinnung wieder Kohlenhydrate um. Die meisten Frauen berichteten, dass sie kaum einen Unterschied bemerkten, sobald sie sich daran gewöhnt hatten, morgens kein Frühstück zu essen. Das Schöne an der Ketose ist, dass Ihr Blutzuckerspiegel dabei stabil und Ihr Insulinspiegel niedrig ist. Das bedeutet, dass Ihr Körper keine Hungergefühle auslösen sollte. Mit gesenktem Insulinspiegel sind auch die Werte des Hormons Ghrelin niedrig, dieses wird Ihrem Gehirn daher nicht mitteilen, dass Sie morgens als Erstes gefüttert werden müssen. In der Regel haben viele Frauen nach einer kurzen Eingewöhnungszeit weder Heißhungerattacken noch das Bedürfnis, zu frühstücken.

Kapitel 4

Die Lean-Gains-Methode

Oft denken Menschen beim Begriff „Intervall-fasten" auch an den Begriff „Lean Gains". Lean Gains ist eines der Programme, die Intervallfasten in den letzten Jahren ans Licht gebracht haben. Ursprünglich für den schnellen Muskelaufbau und Fettabbau konzipiert, hat es sich zu einem beliebten Begriff in der Diätbranche entwickelt.

Lean Gains ist ein Diätansatz, der im Grunde drei Arten von Diäten nimmt und sie zu einem Programm verschmilzt. Der Lean-Gains-Ansatz wurde als eine optimale Lösung, um fit zu werden und eine effiziente gesunde Ernährung zu verfolgen, konzipiert. Grundsätzlich besteht die Lean-Gains-Methode aus Intervallfasten, in der Regel der Fastenmethode, bei der man sechzehn Stunden fastet und dann während acht Stunden Zeit zum Essen hat; es gibt jedoch eine Debatte darüber, ob Frauen mehr von einem Intervall mit vierzehnstündigem Fasten und einem zehnstündigen Essensfenster profitieren oder nicht. Variationen sind möglich, je nach persönlicher Vorliebe und Bedarf. Lean Gains umfasst Krafttraining, klassische Hebeübungen und Kniebeugen und andere typischen Krafttrainingstechniken.

Lean Gains bedeutet auch das konsequente Durchführen einer Diät mit hohem Proteinanteil an normalen Tagen und einem hohen Anteil an Kohlenhydraten und wenig Fett während Krafttrainingstagen; in der restlichen Zeit ist jedoch eine moderate Fett- und niedrige Kohlenhydrataufnahme geboten. Der Lean-Gains-Ansatz ist einer, von dem viele Menschen gehört haben und den sie mit dem Begriff Intervallfasten in Verbindung bringen. Er wurde letztlich entwickelt, um Männern zu helfen, schnell fit und muskulös zu werden, indem man Intervallfasten sowie zeitlich abgestimmte Mahlzeiten und eine bestimmte Kalorienzufuhr als Hilfsmittel verwendet. Bei der Lean-Gains-Methode wird empfohlen, dass Sie nach dem Training essen. Es wird auch empfohlen, dreimal pro Woche Krafttraining durchzuführen, und Studien ergaben einige anständige Ergebnisse. Viele Probanden verloren eine signifikante Menge an Körperfett, während sie gleichzeitig signifikant an Muskeln zulegten. Im Wesentlichen gaukelt der Lean-Gains-Ansatz Ihrem Körper eine Diät vor, während Sie in Wirklichkeit nur die Zeit einschränken, in der Sie essen und Ihre Kalorien-, Fett- und Kohlenhydratzufuhr anpassen.

Die Lean-Gains-Methode ist einer der Ansätze, die das Intervallfasten ans Licht gebracht und zuletzt populär gemacht haben. Wie bei allen Dingen, die mit Intervallfasten zu tun haben, ist diese Methode vorteilhaft für viele, aber nicht unbedingt richtig für jeden. Auch wenn Frauen sicherlich teilnehmen und mit der Lean-Gains-Methode gute Ergebnisse erzielen können, war und wird diese Methode immer mehr für Männer gedacht sein, die an Krafttraining und schnellen Ergebnissen interessiert sind.

Die meisten Frauen betreiben Intervallfasten, indem sie einer der beiden beliebtesten Methoden folgen. Es gibt die „Sechzehn-acht-Methode". Bei dieser fasten Sie sechzehn Stunden lang und haben anschließend ein achtstündiges Essensfenster. Dies ist beliebt und kann sogar zu einer Lebensweise werden.

Einstieg in das Intervallfasten

Häufigste Fastenzeiten:

- Sechzehn Stunden fasten mit einem achtstündigen Essensfenster
- Zwölf und zwölf: zwölfstündiges Fasten, zwölfstündiges Essensfenster
- Vierzehn und zehn: vierzehn Stunden fasten, zehnstündiges Essensfenster
- Das vierundzwanzigstündige Fasten sollte nicht öfter als zweimal pro Woche durchgeführt werden

Wenn Sie in den Lebensstil des Intervallfastens einsteigen, erstellen Sie zunächst einen Plan. Recherchieren Sie und entscheiden Sie, welches Fasten für Sie am besten ist. Sie werden einiges ausprobieren müssen. Ein guter Startpunkt ist das sechzehnstündige Fasten mit einem achtstündigen Zeitfenster für die Nahrungsaufnahme. Planen Sie im Voraus, womit Sie Ihr Fasten brechen werden, und legen Sie eine Zeit dafür fest. Es ist am besten, es an einem Tag zu tun, an dem Sie beschäftigt sind und Pläne haben, besonders wenn Sie dazu neigen, aus emotionalem Appetit heraus zu essen. Beschäftigt zu sein, wird Ihnen dabei helfen, sich abzulenken und nicht ins unbewusste Essen zu verfallen. Halten Sie einen Vorrat an Kräutertees und schwarzem Kaffee bereit, wenn Sie glauben, dass Sie am ersten Tag Schwierigkeiten haben werden. Denken Sie daran, dass es leichter werden wird. Es dauert ein paar Tage, bis sich Ihr Körper an den Fasten-Lebensstil gewöhnt hat. Doch Sie können sich sicher sein: Er wird sich anpassen. Unser Körper ist für längere Fastenperioden gut gerüstet, die Anpassungszeit ist nur eine Übergangsphase. Es ist auch in Ordnung, wenn Sie nicht sofort erfolgreich sind. Es wird einen Prozess des Ausprobierens geben und die Standardfastenzeiten funktionieren nicht immer für jeden. Es ist in Ordnung, Ihren Zeitplan so anzupassen, dass er besser mit Ihren Bedürfnissen, Ihrem Lebensstil, Ihrem Trainingsplan und Ihrem täglichen Leben im Allgemeinen harmoniert. Es ist auch in Ordnung, Ihre Fasten- und Essenszeit anzupassen.

Auch wenn das Intervallfasten mit einem sechzehnstündigen Fasten- und einem achtstündigen Essensfenster die häufigste Methode darstellt, die problemlos täglich angewendet werden kann, bedeutet dies nicht, dass es automatisch auch die beste Methode für Sie persönlich ist. Wenn Sie mit einem sechzehnstündigen Fasten beginnen und feststellen, dass es für Sie anfangs einfach zu viel ist, beginnen Sie mit einem kleineren Fenster. Beginnen Sie mit einem zwölfstündigen Fasten und steigern Sie sich dann bis zu dem Punkt, den Sie erreichen wollen. Manche Frauen kommen mit einem vierzehnstündigen Fasten- und einem zehnstündigen Essensfenster besser zurecht, andere wiederum bevorzugen ein zwanzigstündiges Fasten und ein vierstündiges Essensfenster. Jeder Mensch ist anders und am wichtigsten ist es, dass Ihre Methode für Ihren Zeitplan, Ihren Lebensstil und Ihr Wohlbefinden funktioniert und Ihnen letztendlich die besten Ergebnisse beim Fasten bringt.

Die Planung Ihrer Mahlzeiten nach dem Fasten

Die Planung Ihrer Mahlzeiten nach dem Fasten bietet viel Raum für Anpassungen. Die beste Lösung für Sie zu finden, kann einiges Ausprobieren erfordern. Sobald Sie Ihr Fasten gebrochen haben, ist es wichtig, dass Sie Ihr Essen nicht sofort herunterschlingen und nonstop weiteressen. Essen Sie etwas, das viel gutes Fett enthält, und sehen Sie dann weiter. Viele Frauen stellen fest, dass sie während der Essenszeit nur zwei reguläre Mahlzeiten zu sich nehmen, während andere drei essen. Einige bevorzugen es, während des Essensfensters einfach kontinuierlich zu naschen. Während Sie sich noch an das Intervallfasten gewöhnen, ist es nicht ungewöhnlich, wenn Sie anfangs Heißhunger verspüren. Das ist einer der Gründe, warum es so wichtig ist, das Fasten langsam und mit bestimmten Nahrungsmitteln zu brechen. Einer der absolut wichtigsten Tricks für den Erfolg ist es, den Tag und die Mahlzeiten vorher zu planen und sich dann daran zu halten. Je mehr Sie vorgeplant haben, desto unwahrscheinlicher ist es, dass Sie in Versuchung kommen, Lebensmittel zu essen, die sich nicht gut mit dem Intervallfasten vertragen. Wie bei jeder Ernährungsumstellung werden Sie durch Selbstkontrolle mehr Erfolg haben. Wenn Sie einen Plan haben, können Sie sich selbst besser kontrollieren und es ist unwahrscheinlicher, dass Sie nach dem Fasten eine Heißhungerattacke erleiden oder auf impulsive Weise essen. In der ersten Zeit der Umstellung ist dies besonders wichtig. Sie werden anfangs sehr hungrig sein, denn es dauert drei bis fünf Tage, bis sich Ihre Hormone selbst regulieren. Sobald sich Ihr Insulinspiegel auf natürliche Weise stabilisiert hat, wird sich auch das Hormon Ghrelin anpassen und Ihnen zu den neuen Essenszeiten mitteilen, dass Sie hungrig sind. Der Körper mag Routine und die Umstellung auf das Fasten bedeutet einfach, dem Körper eine neue Routine beizubringen. Wenn Sie Ihre Mahlzeiten planen und wissen, was und wann Sie essen werden, wird Ihnen das die Umstellungsphase erheblich erleichtern.

Isabella Bendick

Das Fasten brechen

Beim Fastenbrechen sollten Sie vorsichtig sein, damit Sie
Ihr Verdauungssystem nicht überfordern. Es ist wichtig, dass Sie direkt nach dem Fasten nicht zu viel essen,
da dies eine kritische Zeit für Ihr Verdauungssystem
ist. Während des Fastens befindet sich Ihr Stoffwechsel
in einem Zustand hormoneller und physiologischer
Anpassungen. Um den Verdauungstrakt nicht zu stören und zu reizen, ist es wichtig, einige grundlegende Richtlinien für das Beenden des Fastens und den
Beginn der Essenszeit zu beachten.

Richtlinien während des
Fastenbrechens

Zunächst ist es am besten, etwas zu finden, das den
Verdauungstrakt anregt, ohne dass Insulin ausgeschüttet wird. Ein Getränk mit Zitronenwasser, Meersalz,
zwei Esslöffeln Apfelessig und Zimt stimuliert den
Verdauungstrakt, ohne dass Insulin ausgeschüttet
wird – warmes, stilles Wasser funktioniert genauso gut. Die Zitronensäure in der Zitrone hilft, den
Verdauungsenzymen einen kleinen Schub zu geben.
Brühe ist ein weiterer guter Fastenbrecher, besonders
Knochenbrühe. Knochenbrühe ist gut dafür geeignet,
das Kollagen zu stärken und den Verdauungstrakt wieder in Schwung zu bringen. Diese Starter-Getränke
sind besonders nützlich für das Brechen eines langen
Fastens; denn, wenn Sie mehr als zwanzig Stunden
gefastet haben, „schläft" Ihr Darm. Für das Brechen
einer zwölf- bis sechzehnstündige Fastenperiode sind

Speisen, die reich an guten Fetten sind, gut geeignet. Avocados, Eier oder Fisch sind zum Fastenbrechen geeignet. Der Körper befindet sich dann in einer Low-Level-Ketose und es ist für ihn günstiger, von der Verbrennung des eigenen Fetts auf die Verbrennung eines aufgenommenen Fetts umzusteigen, als gleich ein komplexeres Kohlenhydrat abzubauen. Wenn Sie ein Fasten brechen, sollte die erste Mahlzeit klein sein, am besten unter fünfhundert Kalorien. Dies wird helfen, Ihr Verdauungssystem zu akklimatisieren und wieder an das Essen zu gewöhnen.

Die andere gängige Art des Intervallfastens ist die Vierundzwanzig-Stunden-Methode. Hier essen Sie vierundzwanzig Stunden lang nichts. Diese Methode ist jedoch etwas risikoreicher, und Sie sollten diese Art zu fasten nicht mehr als zwei Tage pro Woche durchführen. Wenn Sie zum ersten Mal mit dem Fasten beginnen, ist es wichtig, dass Sie sich mental auf die Herausforderung vorbereiten. Am Anfang wird es Ihnen nicht leichtfallen, und Sie werden gegen den Hunger ankämpfen müssen. Im Wesentlichen stellen Sie Ihren Körper darauf ein, dass Sie nicht so oft Nahrung brauchen, wie er denkt, und das kann einige Zeit dauern.

Die vier Haupttypen des Fastens

Es gibt vier Hauptarten des Fastens, die unterschiedliche Vorteile haben. Die beliebteste ist das Intervallfasten, bei dem Sie nur während bestimmter Teile des Tages essen. Im biologischen Sinne ist alles Fasten

Intervallfasten, weil man nicht einfach komplett ohne Kalorien und Nahrung leben kann. Fasten ist eher ein Lifestyle-Ansatz und sicherlich besser für die Körperzusammensetzung.

Die vier Arten des Fastens sind Intervallfasten, verlängertes Fasten, Flüssigfasten und Trockenfasten.

- Intervallfasten
  Intervallfasten ist im Wesentlichen das, was in dieser ganzen Anleitung besprochen wurde - nur während bestimmter Teile des Tages Nahrung zu sich zu nehmen. Wie bereits erwähnt, hat es viele Vorteile, der beliebteste ist die Gewichtsabnahme.

- Verlängertes Fasten
  Es gibt auch eine Form des Fastens, die als verlängertes Fasten bezeichnet wird. Es handelt sich um ein Fasten, das vierundzwanzig bis zweiundsiebzig Stunden dauert. Dieses sollte man nur ein- bis zweimal im Monat durchführen. Es ist gut für die Zellverjüngung. Es ist gut, dies gelegentlich zu tun, da der Körper die alten und absterbenden Zellen ausfindig macht und sich von ihnen ernährt. Dies wird Autophagie genannt. Autophagie bezeichnet im Grunde die Art und Weise, wie Ihr Körper Zellen recycelt. Längeres Fasten fördert Langlebigkeit und die Fettverbrennung. Sobald Sie jedoch die Achtundvierzig-Stunden-Marke überschreiten, beginnt es, einige negative Aus-

wirkungen zu haben. Wenn Sie sich also für ein längeres Fasten entscheiden, sind vierundzwanzig bis achtundvierzig Stunden der ideale Zeitraum. Dieses Fasten hat zwar seine Vorteile, doch Sie sollten darauf achten, sich selbst sorgfältig zu überwachen und sicherzustellen, dass Sie dieser Fastenmethode nur ein- bis zweimal pro Monat folgen, da zu oft verlängert zu fasten zu einem Kaloriendefizit führen kann.

• Das Flüssigfasten
Stoffwechseltechnisch gesehen ist das Flüssigfasten kein echtes Fasten. Es ist jedoch gut für Ihr Verdauungssystem. Beim Flüssigkeitsfasten nimmt man nur Flüssigkeiten zu sich. Es kann ein- bis zweimal pro Woche durchgeführt werden. Flüssigfasten ist eine gute Möglichkeit, dem Verdauungssystem eine Pause zu gönnen. Flüssigkeiten sind viel leichter zu verdauen als feste Nahrung. Das Flüssigfasten kann aus so gut wie jeder Flüssigkeit, Produkten wie Wackelpudding, Tee und Kaffee bestehen. Wenn Sie ein empfindliches Verdauungssystem oder einen Reizdarm haben, kann das Flüssigfasten besonders hilfreich sein.

• Das Trockenfasten
Das Trockenfasten ist ein eher extremes Fasten. Trockenfasten bedeutet, nichts zu sich zu nehmen – keine Nahrung und kein Wasser, und das über einen längeren Zeitraum, meist vierundzwanzig Stunden. Dieses Fasten ist im

Allgemeinen recht extrem und sollte nur alle drei bis sechs Monate durchgeführt werden. Es gibt zwei verschiedene Arten des Trockenfastens. Das weiche Fasten, bei dem man sich noch die Zähne putzen kann und das harte Fasten, bei dem man auch dies nicht tut. Das Trockenfasten birgt zwar einige Risiken, hat aber auch Vorteile. Es ist allerdings und sollte nur ein paar Mal im Jahr durchgeführt werden. Das Trockenfasten ist gut, wenn Sie viele Entzündungen in Ihrem Körper haben. Durch den Flüssigkeitsmangel wird das Wasser aus dem entzündeten Bereich abgezogen. Das Trockenfasten ist ein guter Weg, um Ihr Verdauungssystem neu zu starten und Ihrem Körper zu helfen, eingelagertes Wasser und zusätzliche Ödeme loszuwerden. Es sollte jedoch mit großer Vorsicht und nur sehr selten angewendet werden.

Die richtige Lösung für Sie

Denken Sie daran, dass es sich beim Intervallfasten eher um eine Änderung des Lebensstils als um eine Diät handelt und dass es in Ordnung ist, wenn Sie anfangs nicht alles richtig machen. Um beim Intervallfasten erfolgreich zu sein, ist es wichtig, herauszufinden, was für Sie funktioniert. Viele Frauen haben ihren eigenen Zeitplan gefunden, der für sie am besten passt. Der andere wichtige Punkt, den Sie im Auge behalten sollten, ist: Wozu die Eile? Sie müssen nicht gleich am ersten Tag herausfinden, was für Sie am besten funktioniert. Es ist eine gute Idee, sich ein wenig Zeit zu nehmen und herauszufinden, was für Sie und Ihren Lebensstil am besten passt, bevor Sie loslegen. Finden Sie Rezepte für Mahlzeiten und planen Sie im Voraus, was Sie essen werden. Wenn Sie unsicher sind und das Gefühl haben, nicht genug Unterstützung zu haben, versuchen Sie, einen Freund zu finden, mit dem Sie gemeinsam fasten können. Es gibt zahlreiche Online-Ressourcen, die großartige Ideen, Unterstützung und Ratschläge bieten. Es ist außerdem hilfreich, mit Ihrem Hausarzt oder einem Ernährungsberater zu sprechen, bevor Sie beginnen. Er kann Ihnen möglicherweise helfen, Ihre Ernährung und Ihren Zeitplan auf das Verhältnis von Essen und Fasten abzustimmen, das für Sie am besten funktioniert.

Es ist sicherlich ein Lernprozess, sich auf einen solchen Lebensstil einzustellen, und es ist wichtig, dass Sie sich etwas Zeit lassen. Seien Sie nicht frustriert, wenn Sie sehen, dass Freunde oder andere Menschen mehr Erfolg oder andere Auswirkungen haben als Sie anfangs. Jede Frau ist anders, und auch jeder Stoffwechsel ist anders. Es ist immer in Ordnung, sich Zeit zu geben, um sich anzupassen und Ihr ideales Programm zu finden. Ein gesunder Lebensstil ist nicht an einem Tag erbaut und es wird Rückschläge und Ärgernisse auf dem Weg geben. Egal wie lange es dauert oder wie schwierig es für Sie ist, sich anzupassen – erinnern Sie sich daran, dass Sie den Leuten, die es gar nicht erst versuchen, immer noch einiges voraushaben!

Isabella Bendick

Übergewichtige Frauen

Viele Menschen fühlen sich zum Intervallfasten hinge-
zogen, weil es bei der Gewichtsabnahme unterstützen
kann. Dabei ist es jedoch wichtig, die richtigen Anlei-
tungen zu befolgen, besonders am Anfang. Intervallfasten ist sehr vorteilhaft bei der Gewichtsabnahme und
einer der Hauptgründe, warum sich Frauen für diesen
Lebensstil interessieren. Wenn Sie übergewichtig sind
und am Intervallfasten zur Gewichtsabnahme interessiert sind, ist es am besten, wenn Sie zuerst gründ-
lich mit Ihrem Arzt darüber sprechen. Zwar gibt es für
jeden eine Form des Fastens, die hilfreich sein kann,
doch nicht alle Arten oder Stile sind für jede Person
geeignet. Sprechen Sie mit Ihrem Arzt über Ihre Ziele
und darüber, was seiner Meinung nach der gesündeste
Weg ist.

Generell sind die Überwindung des Hungers und das
emotionale Essen die größten Hürden. Viele Menschen
sind übergewichtig, weil sie dazu neigen, ihre Gefühle
und Emotionen „zu essen". Oft ist die Gewichtsabnahme
für Frauen schwierig zu erreichen, weil sie dazu neigen, sich dem Essen zuzuwenden, um sich zu trösten.
Intervallfasten zur Gewichtsabnahme verträgt sich
hervorragend mit einer ketogenen Ernährungsweise.
Die Kombination der beiden Prinzipien führt schnell
zu erstaunlichen Ergebnissen. Außerdem sollten Sie,
wenn Sie übergewichtig sind und das Intervallfasten
ausprobieren wollen, ein Sportprogramm ins Auge fassen. Sie können mit einem einfachen Spaziergang um
den Block oder einer Fahrradtour beginnen. Wenn Sie

sich in irgendeiner Form sportlich betätigen, wird die Fettverbrennung effizienter und die Gewichtsabnahme wahrscheinlich schneller vonstattengehen. Viele Frauen erzielen einen schnellen Gewichtsverlust, wenn sie mit dem Intervallfastenprogramm beginnen, während andere weniger Ergebnisse sehen, bis sie das Fasten mit einer anderen traditionellen Diät kombinieren. Intervallfasten ist in den letzten Jahren so populär geworden, weil es für Frauen beim Abnehmen so hilfreich ist.

Intervallfasten nach einem Magenbypass oder anderer Adipositas-Chirurgie

Es scheint, dass kontrovers diskutiert wird, ob Intervallfasten nach einer Operation zur Gewichtsabnahme förderlich ist oder nicht. Chirurgische Eingriffe zur Gewichtsreduktion sind in der Regel ein Magenbypass, bei dem der Magen auf eine kleine Tasche reduziert wird, eine Schlauchmagen-Operation, bei der der Magen auf die ungefähre Größe einer Banane verkleinert wird, oder der Magenband-Eingriff, bei der ein Band um den Magen gelegt wird, um ihn zu verkleinern. Frauen, die sich einer Gewichtsreduktionsoperation unterziehen, haben typischerweise alle Diätmöglichkeiten ausgeschöpft und brauchten die Operation, um das Gewicht zu verlieren. Nach einer Gewichtsreduktionsoperation mit Intervallfasten zu beginnen, kann ein schwieriges Unterfangen sein. Da die Größe des Magens deutlich reduziert wurde, können Kalorien und Nährstoffe nicht so leicht aufgenommen werden. Da die Intervallfastendiät eine bestimmte, zeitlich eingeschränkte Essensperiode vorsieht, passt dies oft nicht zu Patienten mit bariatrischen Operationen, da diese in dem Zeitraum physisch nicht genug Kalorien zu sich nehmen können, um trotzdem gesund zu bleiben. Wenn Sie nach einer Gewichtsreduktionsoperation wirklich am Intervallfasten interessiert sind, dann besprechen Sie dies am besten mit Ihrem Arzt.

Typ-2-Diabetes

Es gibt einige neuere Studien, die andeuten, dass Intervallfasten für Personen mit Typ-2-Diabetes von Vorteil sein kann. Auch Fasten bei Diabetes wird kontrovers diskutiert, aber laut einiger neuer und aktualisierter Informationen gibt es einige Hinweise darauf, dass es helfen kann, Insulin- und Blutzuckerspiegel zu regulieren. Wie bereits erwähnt, ermöglicht Intervallfasten dem Körper, Hormone wie Insulin auf natürliche Weise zu senken und zu regulieren. Fasten zur Insulinregulierung schien besonders bei Frauen hilfreich zu sein, die Schwierigkeiten hatten, eine diabetische Diät über eine ganze Woche hinweg einzuhalten. Es wurde vermutet, dass sich der Insulin- und Blutzuckerspiegel bei Diabetikern stabilisiert, wenn sie zwei vierundzwanzigstündige Fastenperioden in einer Woche einhalten. Diese neuen Erkenntnisse können wirklich helfen, das Leben von Diabetikern zu verbessern. Unabhängig von den Forschungsergebnissen ist es immer noch am besten, Ihren Arzt zu konsultieren, bevor Sie als Diabetiker Intervallfasten anwenden.

Alter

Es scheint, dass das Intervallfasten wenig negative Auswirkungen auf gesunde Erwachsene hat. In der Vorzeit wurde das Intervallfasten von allen Altersgruppen praktiziert und sie alle schienen von diesem Lebensstil zu profitieren. Zugegeben, die Zeiten waren andere und sie hatten bisweilen kaum eine andere Wahl als zu fasten, da sie Nahrung durch Jagen und Sammeln beschaffen mussten. Es gibt nur sehr wenige Beweise dafür, dass das Alter eine Rolle spielt beziehungsweise für einen gesunden Erwachsenen, der Intervallfasten ausprobieren möchte, von Bedeutung ist.

Intervallfasten bei Kindern

Es gibt eine kleine medizinische Kontroverse darüber, ob Kinder am Intervallfasten teilnehmen sollten. Die meisten Ärzte sind sich einig, dass übergewichtige oder fettleibige Kinder es tun sollten. Intervallfasten kann sehr vorteilhaft für die Gewichtsabnahme bei Kindern und Jugendlichen sein. Es kann jedoch auch eine besonders harte Umstellung sein. Kinder neigen dazu, den ganzen Tag über zu naschen, und dieses Verhalten kann schwer zu durchbrechen sein. Es ist wichtig, dass die Mahlzeiten, die das Kind zu sich nimmt, sehr nährstoffreich und sättigend sind. Beginnen Sie mit drei Mahlzeiten pro Tag in einem Zwölf-Stunden-Essensfenster und versuchen Sie dann, es allmählich auf zwei Mahlzeiten pro Tag zu reduzieren. Solange die Mahlzeiten reich an guten Nährstoffen und guten

Fetten sind, passen sich die meisten Kinder ohne große Probleme an. Intervallfasten eignet sich hervorragend für übergewichtige Kinder und Jugendliche sowie für sportliche Jugendliche, die versuchen, mehr Muskeln aufzubauen.

Die Negativität, mit der Intervallfasten bei Kindern assoziiert wird, kommt meist von der Annahme, dass der Verzicht auf Essen das Wachstum hemmt. Es gibt keine wissenschaftlichen Beweise, die diese Behauptung stützen, und bei kleinen oder jungen Kindern wird Intervallfasten in der Regel ohnehin nicht empfohlen. Die meisten Untersuchungen besagen, dass Intervallfasten akzeptabel ist, wenn das Kind übergewichtig ist oder versucht, Muskeln für den Sport aufzubauen.

Langfristige und negative Auswirkungen

Es gibt wenig offizielle Forschung über die Langzeiteffekte des Fastens, aber was es an Forschung gibt, zeigt, dass Intervallfasten sehr wenige negative Langzeiteffekte auf die Körperfunktionen hat. Wie bei den Menschen, die in der Steinzeit lebten, ist Fasten normal, und unsere Körper sind gut ausgestattet, um damit umzugehen. Es ist jedoch wichtig, sich daran zu erinnern, dass die Menschen seit Tausenden von Jahren keine Höhlenmenschen mehr sind, sodass es einer gewissen Anpassung bedarf. Während das Intervallfasten allgemein gute gesundheitliche Vorteile bringt, gibt es auch einige negative Effekte, die auftreten können.

Wie bei jeder Diät oder Lebensstiländerung ist es wichtig, sich aller Auswirkungen bewusst zu sein.

Sich so voll zu fühlen, dass es unangenehm ist

Dies kann auftreten, wenn Sie eine Zeit lang gefastet haben. Ihr Körper gewöhnt sich an einen verkleinerten Magen und muss sich bei der ersten Nahrungsaufnahme erst wieder an die Menge der aufgenommenen Nahrung gewöhnen. Beim Intervallfasten müssen Sie, abhängig von Ihrem Essensfenster, in der Regel einige große, dichte Mahlzeiten zu sich nehmen, um die entsprechende Anzahl an Kalorien zu erreichen, die benötigt werden, um Ihre Gesundheit zu erhalten, besonders direkt bevor Sie in eine Fastenphase eintreten. Man muss sich einfach daran gewöhnen, für ein paar Stunden einen vollen Magen zu haben, um das Intervallfastenprogramm durchzuhalten. Große, nährstoffreiche Mahlzeiten essen zu müssen, kann davon abgesehen leider auch zusätzlichen Stress für Ihren Körper und Ihr Verdauungssystem bedeuten.

Die Abhängigkeit von Koffein

Ein weiterer, weniger positiver Langzeiteffekt ist, dass Sie leicht übermäßig abhängig von Koffein werden können. Da Kaffee und Tee während einer Fastenkur erlaubt sind, trinken viele Frauen reichlich davon, um energiegeladen zu bleiben. Leider bringt eine Koffeinsucht ihre eigenen Probleme mit sich. Zu den Nebenwirkungen können Angstzustände, Schlafentzug, Stimmungsschwankungen und Gewichtszunahme gehören. Für die meisten Koffeinsüchtigen können diese Nebenwirkungen schließlich problematisch werden.

Die sportliche Leistung kann darunter leiden

Obwohl es im Allgemeinen gut und effektiv ist, während einer Fastenkur zu trainieren, sollten Sie keine intensiven Work-outs durchführen, was bedeutet, dass Ihre Sportlichkeit unter dem Intervallfasten leiden kann. Wenn Sie einen Zeitplan mit vierundzwanzigstündigen Fastenperioden an zwei Tagen pro Woche einhalten, können Sie trotzdem anstrengendes und intensives Krafttraining durchführen. Es gibt Studien, die zeigen, dass die Leistung ohne eine sorgfältige Regulierung schließlich zu leiden beginnt, insbesondere bei kardioartigen Übungen wie dem Leistungslauf.

Sodbrennen

Sodbrennen ist ein häufiges Symptom während des Intervallfastens, besonders während der ersten Anpassung an diesen Ernährungsplan und Lebensstil. Oft geht es nach fünf oder sechs Wochen wieder weg, aber nicht immer. Der Grund für das Auftreten von Sodbrennen ist, dass der Körper durch das abnormale Essverhalten verwirrt ist und periodisch Säure in den Magen abgibt. Wenn Sie Ihr Essverhalten plötzlich ändern, versucht der Magen, das bisherige Schema beizubehalten. Man-

che Menschen passen sich schnell an, andere hingegen
nie. Sie müssen lernen, mit dem Sodbrennen zurecht-
zukommen. Wenn es nicht vorübergeht, können Sie
Ihren Arzt aufsuchen, oft helfen Säureblocker.

Kopfschmerzen während der Fastenzeit

Viele Menschen klagen während des Fastens über
Kopfschmerzen. Es gibt einige Spekulationen darüber, was sie verursacht. Einige sagen, es ist der Zustand
der Ketose, während andere sagen, sie werden einfach
durch Dehydrierung verursacht und sollten mit der
Wasseraufnahme weggehen. Wahrscheinlich ist es entweder das eine oder das andere, was die Kopfschmerzen
verursacht, die viele Menschen beim Fasten bekommen. Sie können mit der Menge an Wasser, die Sie
trinken, und der Dauer des Fastens experimentieren,
um die Kopfschmerzen zu lindern.

Wiederkehrender Durchfall

Dies ist eine überraschend häufige Erscheinung beim
Intervallfasten. Viele Frauen bekommen während
des Fastens Durchfall in unterschiedlichem Ausmaß.
Dies ist typischerweise auf die hohe Flüssigkeitszufuhr
zurückzuführen; also auf eine große Menge an
Kaffee, Wasser und Tee. Oft klagen Frauen darüber,
dass der Durchfall umso explosiver ist, je länger das
Fasten dauert. Generell lässt er sich mit rezeptfreien
Medikamenten in den Griff bekommen, ist aber trotz-
dem eine unangenehme Begleiterscheinung.

Langfristige Auswirkungen

Leider ist die Forschung über die langfristigen Auswirkungen des Intervallfastens auf den Körper sehr begrenzt. Es gibt Hinweise auf eine erhöhte Lebenserwartung und eine verminderte Alterung, aber die Studien dazu halten sich in Grenzen. Nur sehr wenige Menschen behalten über Jahre hinweg den Lebensstil des Intervallfastens bei. Historisch gesehen war es hilfreich und hatte große Vorteile für die Menschen, die in der Steinzeit lebten. In der heutigen Zeit gibt es jedoch einfach nicht genug Forschung, um die Behauptung zu untermauern, dass keine negativen Langzeiteffekte auftreten werden. Das bedeutet aber nicht, dass die möglichen negativen Auswirkungen des Intervallfastens tatsächlich existieren. Insgesamt ist es unbedenklich, Intervallfasten über längere Zeiträume hinweg auszuführen, und es bewirkt bei vielen Menschen in Bezug auf eine Vielzahl von Dingen beeindruckende Ergebnisse.

Kapitel 5

Fortschritt machen

Das zu finden, was für Sie am besten funktioniert, ist eine der größten Herausforderungen beim Intervallfasten. Dabei geht es um die Zeitspanne, in der Sie essen, und nicht darum, was genau Sie essen. Trotzdem ist es wichtig, dass Sie Essgewohnheiten finden, die für Ihre Bedürfnisse geeignet sind. Vorausschauendes Planen beim Intervallfasten ist wahrscheinlich der wichtigste Ratschlag, der zum Erfolg verhilft. Betrachten Sie Ihre Gewohnheiten und täglichen Muster und versuchen Sie, Wege zu finden, Ihre schlechten Gewohnheiten zu durchbrechen. Holen Sie sich auf dem Weg nach Hause gerne Fast Food? Planen Sie voraus, indem Sie im Auto eine Mahlzeit für sich bereithalten. Sie werden überrascht sein, wie schnell Sie eine schlechte Essgewohnheit ändern können, wenn Sie der Gewohnheit stets einen Schritt voraus sind.

Die geeignete Essensportion

Die Portionskontrolle spielt auch beim Lebensstil des Intervallfastens eine wichtige Rolle. Es ist wichtig, die Portionsgröße Ihrer Mahlzeit zu überwachen, besonders beim Fastenbrechen. Während Sie sich im Fastenzustand befinden, verengt sich Ihr Magen. Wenn Sie wieder zu essen beginnen, dehnt sich Ihr Magen aus. Wenn Sie beim Fastenbrechen nicht auf die Portionsgröße achten, wird sich Ihr Magen schnell ausdehnen und Ihr Körper wird daher viel mehr Zeit damit verbringen, darauf zu bestehen, dass er mehr Nahrung braucht.

Ist es das Richtige für Sie?

Bevor Sie sich kopfüber in den Lebensstil des Intervallfastens stürzen, stellen Sie sicher, dass es die richtige Wahl für Sie persönlich ist. Es ist keine schlechte Idee, einen Arzt, Ernährungsberater oder Diätassistenten zu konsultieren, bevor Sie beginnen. Bestimmte gesundheitliche Risikofaktoren bewirken, dass die Intervallfastenmethoden für einige Personen ungesund sein können. Während die meisten Frauen sicherlich davon profitieren können, gibt es immer Ausnahmen. Dass die Diät gut für Sie geeignet ist, ist wichtig, um eine gute langfristige Gesundheit erhalten zu können. Im Allgemeinen hat das Intervallfasten gesundheitliche Vorteile, die für fast jeden positiv sein können. Doch es gibt bestimmte Situationen, in denen diese Art der Ernährung mit Vorsicht zu genießen ist, z. B. bei Schwangeren und bei stillenden Müttern, bei Patienten nach bariatrischen

Isabella Bendick

Operationen, bei der Genesung von einer Essstörung und in einigen weiteren Situationen.

Wann Sie das Intervallfasten beenden sollten

Beispiele:

* Unkontrollierte Essattacken
* Eine Störung des Stoffwechsels
* Ausbleiben der Periode
* Früh einsetzende Menopause
* Rückfall in eine Essstörung

Es kann während des Intervallfastens eine Zeit kommen, in der die Methoden nicht mehr gesund für Ihren Lebensstil, Ihren Körper oder Ihre Psyche sind. Auch wenn das Intervallfasten für viele Frauen von Nutzen ist – wenn Sie feststellen, dass Sie Ihre Essanfälle nicht kontrollieren können, egal welche Technik Sie ausprobieren, ist es vielleicht besser, das Fasten zu verkürzen. Wenn Sie feststellen, dass Ihr Menstruationszyklus auf irgendeine Weise abnormal geworden ist, Ihre Stimmung zu sehr aus dem Gleichgewicht geraten ist oder sich etwas einfach nicht richtig anfühlt, sollten Sie das Fasten sofort beenden. Sie sollten nichts tun, was Ihre Gesundheit dauerhaft schädigen kann.

Es ist in Ordnung, einen Schritt zurückzutreten und die eigenen Ziele und den aktuellen Stand im Leben zu überprüfen. Nicht jede Ernährungsumstellung ist für jede Frau geeignet und das ist okay. Sie werden wissen, welcher Ernährungsplan der richtige für Sie ist, und wenn Sie die Vorteile und den Lebensstil des Intervallfastens wirklich genießen, können Sie mit einem Arzt oder Ernährungsberater sprechen, um zu bestimmen, was der beste und sicherste Weg für Sie ist, mit dem Intervallfasten fortzufahren. Es gibt Fälle, für die Intervallfasten einfach nicht das Richtige ist. Sich selbst und seinen Körper gut genug zu kennen, um zu bestimmen, was sich richtig anfühlt und was für einen selbst am besten funktioniert, ist wichtig bei jeder Ernährungsumstellung oder Lebensweise. Wie bereits erwähnt, ist es in Ordnung, wenn es anfangs nicht funktioniert.

Fasten während einer Schwangerschaft

Das Fasten während der Schwangerschaft ist ein etwas unerforschtes Gebiet. Viele Ärzte sagen, dass man es nicht tun sollte, dass es nicht sicher ist und dass man eigentlich drei- bis fünfhundert zusätzliche Kalorien pro Tag zu sich nehmen sollte, während andere Ärzte sagen, dass es kein so großes Problem darstellt. Mit dem Intervallfasten während der Schwangerschaft mit äußerster Vorsicht vorzugehen, ist der beste Rat, der zu diesem Thema gegeben werden kann.

Wenn Sie entschlossen sind, den Lebensstil des Intervallfastens während Ihrer Schwangerschaft fortzusetzen, ziehen Sie einen etwas einfacheren Zeitplan in Betracht. Versuchen Sie, für vierzehn Stunden zu fasten und während zehn Stunden zu essen, oder einen Zeitplan, in dem beide Fenster zwölf Stunden lang sind. Es ist sehr wichtig, sich während der Schwangerschaft ausreichend zu ernähren und ballaststoffreiche Lebensmittel zu verzehren. Im dritten Trimester ist es oft notwendig, die Kalorienzufuhr ein wenig zu erhöhen, um sicherzustellen, dass Sie und der Fötus während der gesamten Schwangerschaft ausreichend mit Nährstoffen versorgt sind. Wenn Sie sich nicht sicher sind, ob Sie das Intervallfasten fortsetzen sollten oder sich nicht wohl dabei fühlen, ist es ratsam, sich mit einem vertrauenswürdigen Hausarzt oder Ihrem Frauenarzt zu beraten, um zu sehen, was er für Sie und den Fötus für ungefährlich hält.

Auch das Stillen ist Neuland, wenn es um das Intervallfasten geht. Im Allgemeinen wird davon abgeraten, weil es Ihre Milchproduktion beeinflussen kann, was Ihrem Baby möglicherweise schaden und das Wachstum und die Entwicklung verlangsamen könnte. Insgesamt ist es am besten, Intervallfasten während der Schwangerschaft und Stillzeit zu vermeiden, außer es wird sehr sorgfältig durch einen Arzt überwacht.

Intervallfasten beim polyzystischen Ovar-Syndrom

Polyzystische Ovarien sind eine häufige Erkrankung bei Frauen. Diese Krankheit verursacht eine Hormonverschiebung und kann allerlei unerwünschte Auswirkungen auf Frauen haben. Viele Frauen kämpfen als

Nebenwirkung der Krankheit mit Gewichtszunahme und Schwierigkeiten beim Abnehmen. Es gibt zwar nicht sehr viele Studien darüber, wie sich das Intervallfasten auf die Krankheit auswirkt, aber es gibt Hinweise darauf, dass die Kombination von Intervallfasten mit einer Keto-Diät bei Patienten mit polyzystischem Ovar-Syndrom signifikant zur Regulierung der Hormone beiträgt und eine Gewichtsabnahme ermöglicht. Es scheint also Hoffnung zu bestehen, dass Intervallfasten bei der Behandlung von Krankheiten wie dem polyzystischen Ovar-Syndrom und anderen hormonellen Störungen helfen kann. Die Zeit und zusätzliche Forschung werden uns zeigen, ob Intervallfasten bei dieser Krankheit zukünftig als Unterstützung dienen kann.

Essattacken überwinden

Viele Frauen kämpfen gegen Essattacken. Bei einem solchen Anfall isst man eine übermäßige Menge, obwohl der Körper nicht (mehr) hungrig ist, und es handelt sich im Allgemeinen um eine psychologische Angewohnheit. Essattacken werden heute tatsächlich als Essstörung angesehen. Besonders gefährdet sind Frauen, die zu emotionalem Essen neigen. Viele Frauen wenden sich dem Essen zu, um ihre Gefühle zu kontrollieren, und das ist sowohl weit verbreitet als auch eine ziemliche Herausforderung, die es zu überwinden gilt.

Isabella Bendick

Emotionales Essen bedeutet, buchstäblich immer dann essen zu wollen, wenn Sie ein starkes Gefühl verspüren. Emotionales Essen, oder das „Essen von Gefühlen", wie manche es nennen, führt sehr leicht zu Essattacken. Wie bei jeder schlechten Angewohnheit gilt es auch bei Essattacken zu lernen, die Gewohnheit zu durchbrechen. Das ist viel leichter gesagt als getan. Viele Frauen empfinden Ablenkungstechniken als hilfreich, um die Kontrolle über ihr Essverhalten zu erlangen. Yoga, Pilates und Meditation sind großartige Methoden, um den Kopf freizubekommen und den Fokus vom emotionalen Essen wegzulenken.

Das Überwinden von übermäßigem Essen kann eine echte Herausforderung sein und viel Arbeit und Willenskraft erfordern. Es kann auch nicht immer unbedingt sofort durchbrochen werden. Es ist wichtig, dass Sie lernen, auf das zu hören, was Ihr Körper Ihnen sagt, anstatt auf Ihre Emotionen, und das wird bei der Überwindung der Essattacken helfen. Viele Frauen brauchen einen professionellen Psychologen oder Berater, um diese Essstörung zu überwinden. Essen kann auch eine Sucht sein und manchmal ist professionelle Hilfe nötig, um den ungesunden Kreislauf des übermäßigen Essens zu durchbrechen. Wenn Sie merken, dass Ihre Essattacken außer Kontrolle geraten, zögern Sie nicht, sich Hilfe zu holen, es gibt für Frauen viele gute Ressourcen zur Unterstützung.

Den Zeitplan anpassen

Wo es Intervallfasten gibt, gibt es auch eine Anpassungszeit. Das Schöne am Intervallfasten ist, dass der Zeitplan
dadurch bestimmt wird, was für Sie funktioniert. Auch
wenn Ihnen die Flexibilität, die diese Methode bietet,
bequem erscheint, stellt sie für Ihren Körper, für Ihren
Geist und Ihre täglichen Aktivitäten immer noch eine
Anpassung dar. Sie müssen vorsichtig sein und wirklich
auf das hören, was Ihr Körper Ihnen sagt, wenn Sie mit
dem Intervallfasten beginnen. Nur weil das sechzehnstündige Fasten mit dem achtstündigen Essensfenster
beliebt ist, heißt das nicht, dass es nicht an Ihre Bedürfnisse angepasst werden kann. Viele Frauen kommen mit
einem vierzehnstündigen Fasten und einem zehnstündigen Essensfenster besser zurecht, für sie sind sechzehn
Stunden einfach zu viel. Das ist das Schöne am Fasten-
plan; er ist flexibel und kann an Ihre individuellen Bedürfnisse angepasst werden.

Kapitel 6

Maximal Gewicht verlieren

Das Intervallfasten mit körperlicher Betätigung kombinieren

Intervallfasten mit Sport zu kombinieren, stellt eine der besten Möglichkeiten dar, um den größten Nutzen und die besten Ergebnisse daraus zu ziehen. Die Kombination von Training mit Intervallfasten und jeder anderen Diät, wie z. B. das ketogene Fasten, Paleo oder andere Low-Carb-Programme, wird Ihnen die besten und schnellsten Ergebnisse bei der Gewichtsabnahme liefern. Es gibt viele Möglichkeiten zu trainieren, einschließlich Kardiotraining, Krafttraining bzw. Gewichtheben, Yoga und Pilates. Jeder dieser Trainingsstile kann von Nutzen sein und Ihnen bei Ihrem ultimativen Ziel der Gewichtsabnahme und eines gesünderen Lebens helfen, aber bestimmte Work-outs haben bestimmte Vorteile. Es gibt auch gewisse Zeitfenster, in denen Sie während einer Fastenkur trainieren sollten, um Ihre Ergebnisse zu optimieren. Kardiotraining ist ideal für die

Fettverbrennung und Krafttraining für den Muskelaufbau. Yoga ist gut geeignet für die Stärkung der Körpermitte und bestimmte Yogastellungen können sogar helfen, bestimmte Hormone zu regulieren. Fast alle Übungen haben Vorteile, wenn Sie die Zeit und den Antrieb finden, sie zu einem Teil Ihres täglichen Lebens zu machen.

Wann Sie trainieren sollten

Die meisten halten die Mitte der Fastenzeit für die ideale Zeit zum Trainieren. Wenn Sie zum Beispiel um zehn Uhr abends mit dem Fasten begonnen haben, ist es am besten, nach dem Aufwachen am Morgen zu trainieren, da dieser Moment der Mitte des Fastens entspricht. Sie sollten immer noch ausreichend Energie haben, da Ihr Körper erst später mit Nahrung rechnen wird. Morgens zu trainieren ist auch eine gute Möglichkeit, in Schwung zu kommen, und bildet eine natürliche Art, aufzuwachen. Das Training in der Mitte oder zu Beginn des Fastens ist in der Regel empfehlenswerter – Sie werden sich besser fühlen und bessere Ergebnisse erzielen, als wenn Sie Ihr Training gegen Ende des Fastens durchführen.

Wenn Sie sich dem Ende Ihrer Fastenperiode nähern, neigt Ihr Körper dazu, müder und energieloser zu sein, und Sie finden Ihr Training möglicherweise weniger befriedigend und nutzbringend. Manche Frauen entscheiden sich dafür, ihr Training während der Essenszeit durchzuführen. Dies ist im Allgemeinen nicht so vorteilhaft wie das Training während des Fastens, aber immer noch besser als gar nicht zu trainieren. Davon abgesehen, dass Sport die Fitness und die allgemeine Gesundheit stärkt und bei der Gewichtsabnahme unterstützt, setzt er auch nachweislich stimmungsaufhellende Endorphine frei und steigert die Energie. Insgesamt ist es am besten, in der Mitte der Fastenzeit zu trainieren, aber wie gesagt, wenn Ihnen dies nicht gelingt oder Ihr Zeitplan es nicht zulässt, ist es besser, zu einem anderen Zeitpunkt Sport zu machen als gar nicht. Sport spielt eine große Rolle dabei, die bestmöglichen Ergebnisse zu erzielen, also trainieren Sie, wann immer Sie können!

Yoga und Pilates zur Unterstützung des hormonellen Gleichgewichts

Viele Menschen haben von den wunderbaren Vorteilen des Übens von Yoga und Pilates gehört. Yoga ist entspannend, verbessert die Flexibilität und stärkt die Körpermitte. Yoga ist bekannt dafür, bei der Schmerzlinderung zu helfen und die Stimmung zu verbessern, für geistigen Fokus und Konzentration zu sorgen. Yoga ist ein großartiger natürlicher Weg, um Ihrem Körper einen Schub zu geben und ihm zu helfen, sich zu entspannen und Stress abzubauen. Im Grunde bringt Yoga die drei Hauptelemente zusammen: Bewegung, Atmung und Meditation. Pilates hat einen ähnlichen Effekt, mit dem Unterschied, dass es sich mehr auf die Dehnung und Kräftigung aller wichtigen und großen Muskelgruppen konzentriert. Pilates verbessert vor allem die Kraft, das Körperbewusstsein und das Gleichgewicht. Was weniger bekannt ist, ist die Tatsache, dass Pilates und Yoga mit bestimmten Posen tatsächlich helfen können, die Hormone des Körpers zu stabilisieren und zu regulieren. Die Yogahaltungen können bestimmte Drüsen des Körpers subtil unter Druck setzen und dann wieder entspannen. Diese kleinen Kompressionen und Dekompressionen können helfen, die hormonelle Sekretion zu regulieren. Daher können bestimmte Yogahaltungen helfen, bestimmte endokrine Funktionen auszugleichen und zu stimulieren. Viele häufig auftretende negative Gefühle können auf ein hormonelles Ungleichgewicht zurückgeführt werden. Probleme wie ständige Müdigkeit, ein geringes Selbstwertgefühl, Angstzustände und emotionales Essen mit einem damit einhergehenden langsamen Stoffwechsel können mögliche Auswirkungen eines hormonellen Ungleichgewichts bei Frauen sein.

Einige der einfachsten Yogahaltungen können bei der Hormonregulierung helfen. Eine einfache Pose, die einen großen Effekt haben kann, ist das „Kaninchen", auch bekannt als Sasangasana-Pose. Dies ist eine Anfängerhaltung, die fast jeder machen kann und die die Schilddrüse anregt. Die Schilddrüse befindet sich im Hals und ist ein Horn, das für die Absonderung von wachstumsregulierenden Hormonen und die Stoffwechselfunktion verantwortlich ist. Um in diese Yogastellung zu kommen, setzen Sie sich zunächst auf die Fersen in der „Heldenpose" (kniend auf dem Boden, Schienbeine und Fußspitzen auf dem Boden, die Hände ruhen auf den Knien), dann bringen Sie die

Arme nach hinten und fassen in Richtung Ihrer Füße bzw. um Ihre Fußsohlen. Bringen Sie Ihr Kinn dabei zur Brust und runden Sie Ihren Rücken und Körper nach vorne, wobei Sie die Hüften möglichst weit anheben. Dabei sollte Ihr Kopf nach unten auf den Boden kommen und Ihre Stirn die Knie berühren. Bringen Sie Ihre Hüfte ein wenig weiter nach oben, wenn der Scheitel Ihres Kopfes den Boden berührt. Atmen Sie fünfmal tief ein und aus, während Sie diese Position halten, und gehen Sie dann zurück in die Heldenpose. Führen Sie dies mehrmals durch, um den besten Effekt zu erzielen.

Die Kobra-Pose, auch bekannt als „Bhujangasana", ist eine weitere einfache, aber effektive Pose, die gut für die Hormonregulierung ist. Insbesondere ist die Kobra-Pose gut für die Massage der Nebennieren. Wenn die Nebennieren besser funktionieren, kann dies Ihrem Körper helfen, Stress besser zu bekämpfen und Spannungen leichter loszulassen. Beginnen Sie die Kobra-Pose, indem Sie sich flach auf den Bauch legen, die Beine zusammenlegen und die Hände auf dem Boden auf Höhe der Schultern ablegen. Zunächst liegt Ihre Stirn flach auf dem Boden. Heben Sie dann einfach den Kopf und die Brust nach oben an, verlängern Sie dabei die Wirbelsäule und dehnen Sie Ihre Körpermitte. Atmen Sie einige Sekunden lang langsam ein und aus und senken Sie sich dann wieder auf den Boden. Machen Sie diese Übung mehrmals und nehmen Sie sich ein paar Minuten Zeit, um das Gefühl der Kobra-Pose und ihre Vorteile wirklich wertzuschätzen und zu genießen.

Die dritte einfache, aber effektive Yoga-Pose für die Hormonregulation ist das „Kamel", auch bekannt als „Ustrasana". Die Kamel-Pose hat eine ganze Reihe von bekannten Vorteilen und Nutzen. Einer davon ist die Unterstützung der Hormonregulation. Während die Pose gehalten wird, hilft sie, die inneren Organe und Strukturen zu stimulieren, besonders im Nacken- und Schulterbereich des Körpers. Wie bereits erwähnt, befindet sich hier die Schilddrüse, und sie scheint von den Vorteilen der Kamelhaltung wirklich zu profitieren. Um sich in die Kamelstellung zu begeben, gehen Sie in den Kniestand. Halten Sie Ihre Knie in der gleichen Breite wie Ihr Becken auseinander. Bringen Sie Ihre Oberschenkel zueinander und Ihr Becken nach vorne und oben Richtung Oberkörper. Achten Sie währenddessen darauf, dass Sie Ihre Schienbeine und Füße fest auf den Boden gedrückt halten. Führen Sie Ihre Hände an die Rückseiten Ihrer Hüfte, wobei die Handflächen zum Körper zeigen. Drücken Sie mit den Handflächen gegen Ihren unteren Rücken, während Sie Ihre Oberschenkel nach hinten schieben, um die Vorwärtsbewegung Ihres Körpers auszugleichen. Atmen Sie dann tief ein, während sich Ihre Schulterblätter in Richtung Ihrer Rippen ziehen. Lehnen Sie sich ein wenig nach hinten und entspannen Sie Ihren Oberkörper und den Rippenbereich, während Sie Ihren Brustkorb von den Hüften wegheben. Führen Sie die Hände zu den Fersen und strecken Sie die Arme aus. Versuchen Sie, die Position dreißig bis fünfundvierzig Sekunden lang zu halten, bevor Sie den Oberkörper nach oben bringen und in die Ausgangsposition zurückkehren. Führen Sie die Position mehrmals durch, um wirklich den besten Effekt zu erzielen und von den hormonbeeinflussenden Vorteilen zu profitieren.

Der Grund dafür, dass Yoga und Pilates Sie auf Ihrer Intervallfastenreise erfolgreich unterstützen können, liegt darin, dass diese Praktiken helfen können, Hunger und Heißhungerattacken zu kontrollieren, sie stellen ein gutes Training dar, und vor allem helfen sie beim hormonellen Ausgleich. Das Intervallfasten ist unter anderem deshalb so vorteilhaft und liefert Frauen so erstaunliche Ergebnisse, weil es hilft, die Hormone des Körpers auf natürliche Weise zu regulieren, um ihn besser an einen schnelleren und effizienteren Stoffwechsel zu gewöhnen. Und während Yoga große Vorteile für den Geist, den Körper und die Seele bietet, ist es auch gut geeignet für die natürliche hormonelle Regulierung!

Kardiotraining

Eine Zeit lang ging der Mythos um, dass Kardiotraining auf nüchternen Magen dabei helfen kann, das „hartnäckige" Fett zu verlieren. Dies ist falsch. Kardiotraining während des Fastens durchzuführen, ist tatsächlich das, was hilft, diese hartnäckigen Fettpolster zu verlieren. Kardio- oder auch Herz-Kreislauf- bzw. Ausdauertraining ist ein aerobes Training, das Sauerstoff verwendet, um den Energiebedarf während des Trainings zu decken. Beispiele für Kardiotraining sind Schwimmen, Laufen oder Radfahren – im Grunde jede Art von aerober Aktivität. Das bedeutet im Grunde, dass es sich um ein Training handelt, das speziell das Herz und die Lunge beansprucht und bei dem die Aufnahme von Sauerstoff erforderlich ist.

Um es auf den Punkt zu bringen: Kardiotraining im nicht nüchternen Zustand ist nicht ganz so effektiv wie im nüchternen Zustand. Der Unterschied zwischen einem leeren Magen und einem nüchternen Zustand wird im Wesentlichen dadurch bestimmt, wann Sie Ihr Kardioprogramm durchführen. Wenn Sie Ihr Ausdauertraining in Ihrem Essensfenster durchführen, befinden Sie sich nicht im Fastenzustand, bei dem Ihr Körper einen gesenkten Insulin- und Blutzuckerspiegel aufweist. Stattdessen ist er mit der Verarbeitung der Lebensmittel beschäftigt, die Sie ihm während Ihres Essensfensters zugeführt haben. Zwar verbrennt im Allgemeinen jedes Training Energie und hilft Ihnen, Gewicht zu verlieren, unabhängig davon, wie hoch Ihr Insulinspiegel ist, doch es gibt einige ziemlich spezifische Vorteile, wenn Sie Ihr Kardiotraining in einem nüchternen Zustand durchführen. Einer der subtilen Vorteile von Kardiotraining im nüchternen Zustand ist, dass es die Lipolyse und die Fettoxidationsrate erhöht.

Grundsätzlich bezeichnet die Lipolyse den Abbau von Fettzellen durch den Körper, um sie als Energie zu nutzen. Kurz gesagt – man tritt in einen Fettverbrennungszustand ein. Fettoxidation bedeutet einfach die Verbrennung dieser Energie durch die Zellen. Das Kardiotraining hilft dem Körper also im nüchternen Zustand, Fettspeicher leichter abzubauen und zu ver-

brennen. Die Behauptungen, dass Kardiotraining
während des Fastens gegen „hartnäckiges Bauchfett"
hilft, stammen aus den Studien, die im Zustand des
Fastens eine erhöhte Durchblutung des Magens und
der Bauchregion belegen. Eine geringe Durchblutung
eines bestimmten Bereichs des Körpers bedeutet, dass
weniger Chemikalien zur Fettverbrennung ausgeschüttet werden, und daher gibt in bestimmten Bereichen
des Körpers mit weniger Durchblutung einen geringeren Fettabbau.

Kardiotraining während des Fastens ist ein zweischnei-
diges Schwert, denn es bringt ein paar Nachteile mit
sich. Es gibt einige Hinweise darauf, dass es einen gewissen Muskelabbau verursachen kann. Obwohl dieser im Allgemeinen nicht katastrophal oder wirklich
signifikant ist, kann er sich bemerkbar machen. Das
ist nicht ideal, denn wenn Sie zu schnell eine gewisse
Menge an Muskeln abbauen, kann Ihr Körper nicht
mit den Reparaturen Schritt halten, die für den Aufbau
neuer Muskeln erforderlich sind, und dies könnte
schließlich sogar zu Muskelverlust führen. Letztendlich
hat ein Kardiotraining während des Fastens dennoch
viele Vorteile bei der Gewichtsabnahme und der
Unterstützung der allgemeinen Gesundheit. Aber wie
bereits erwähnt, birgt es auch ein paar Risiken und
sollte mit Vorsicht und Bedacht eingesetzt werden.
Kardiotraining ist im Allgemeinen förderlich für die
Herzgesundheit und die Ausdauer, unabhängig davon,
welchen Diätplan oder welche Routine Sie anwenden.

Krafttraining

Krafttraining in Kombination mit Intervallfasten und gesunder Ernährung kann einige wirklich beeindruckende Ergebnisse liefern. Krafttraining, auch bekannt als Gewichtheben oder Resistenztraining, ist ein anaerobes Training, bei dem man einen Widerstand verwendet, um eine Muskelkontraktion zu verursachen, die wiederum Muskeln aufbaut, die anaerobe Ausdauer verbessert und die Skelettmuskeln vergrößert.

Viele Menschen glauben, dass Krafttraining vorteilhafter ist als Kardiotraining, wenn es mit Intervallfasten kombiniert wird. Die Theorie besagt, dass ein idealer Weg, magere Körpermasse zu erhalten, in Intervallfasten und regelmäßigem Krafttraining sowie einer Diät mit einem hohen Protein- und einem niedrigen Kohlenhydratgehalt besteht. Viele Frauen erzielen hervorragende Ergebnisse, wenn sie diese Methoden kombinieren.

Resistenztraining dient eher dem Muskelaufbau als der Fettverbrennung, ist aber auch hervorragend für die Erhaltung der mageren Körpermasse geeignet. Ein Krafttraining im nüchternen Zustand liefert in der Regel die besten Ergebnisse. Wenn Sie während einer Essensperiode Krafttraining machen, denken Sie daran, dass Ihr Körper in diesem Zustand an anderen Dingen arbeitet, wie der Verdauung der Nahrung und der Wiedergewöhnung an die Essensperiode. Viele Frauen geben an, dass sie mehr Energie und das Gefühl haben, effektiver zu trainieren, wenn sie ihr Krafttraining während einer Fastenperiode durchführen, da sie dann hyperfokussiert auf die anstehende Aufgabe sind. Letztendlich ist das Krafttraining eine hervorragende Ergänzung zum Intervallfasten und viele Frauen erzielen damit ausgezeichnete Ergebnisse.

Meditation und Achtsamkeit

Meditation kann ein exzellentes Werkzeug sein, um sich zu fokussieren, den Geist zu klären und jede Lebensstiländerung zu unterstützen, insbesondere beim Intervallfasten. Es ist eine uralte Technik, die hilft, sich zu konzentrieren und den Geist zu klären. Meditation verändert tatsächlich die Struktur des Gehirns, ermöglicht ihm Klarheit und fördert die Fähigkeit zu einfachen, klaren Gedanken. Meditation kann Ihnen fast übermenschliche Fähigkeiten verleihen, wie z. B. die Fähigkeit, in einer Situation unter hohem Druck einen ruhigen, klaren Kopf zu bewahren und die Kraft des Geistes zu Ihrem Vorteil zu nutzen.

In den letzten zehn Jahren haben Wissenschaftler entdeckt, dass jedes Mal, wenn wir etwas denken oder lernen, im Gehirn eine neue Neuroverbindung entsteht. Die Neuroverbindungen, die wir am häufigsten benutzen, wie eine Gewohnheit oder Routine, werden mit jeder Benutzung stärker und jene, die wir nicht nutzen, mit der Zeit schwächer, bis sie schließlich verschwinden. Das ist der Grund dafür, dass bestimmte Gewohnheiten völlig automatisch ablaufen. Aus dem gleichen Grund ist Meditation außerordentlich nützlich für den Beginn und die Anwendung von

Intervallfasten. Sie hilft, die Gewohnheiten, die für den Erfolg notwendig sind, zu verstärken und bewirkt, dass diese sich im Gehirn verankern. Über die ersten Fastentage wird oft gesagt, dass es die schwierigsten sind. Meditation kann wirklich helfen, den Kopf freizubekommen und sich auf die Herausforderung zu konzentrieren, die vor Ihnen liegt. In der Regel ist dies die Überwindung Ihres Hungers. Viele Frauen nutzen Meditation, um besser durch die ersten Phasen des Hungers zu kommen und es hilft ihnen wirklich, ihren Stress, ihre Hungerwut und ihre Angst zu reduzieren, während ihr Körper sich auf die ersten paar Fastenperioden einstellt.

Wenn Sie sich zum ersten Mal entscheiden, Meditation auszuprobieren, gibt es einige Schritte und Techniken, die Sie befolgen können, um eine erfolgreiche Meditation durchzuführen. Beginnen Sie damit, eine ruhige Atmosphäre zu schaffen – am besten ist ein Ort, an dem Sie allein sein, sich entspannen und Ihren Geist klären können. Wählen Sie locker sitzende und bequeme Kleidung für Ihre Meditationssitzung; es ist wichtig, dass Sie sich wohl und entspannt fühlen. Denken Sie daran, dass Sie die ganze Zeit sitzen müssen, also tragen Sie etwas, das dafür geeignet ist. Es wird empfohlen, vor der Meditation Yoga oder Dehnübungen zu machen, insbesondere für den Rücken und den Nacken, da dies die Stellen sind, an denen sich am meisten Stress manifestiert. Sobald Sie einen Ort, ein Outfit und eine Zeit gefunden haben, die für Ihre

Meditation geeignet sind, können Sie beginnen. Eine Grundposition ist entweder das Sitzen im Schneidersitz oder im Lotussitz, bei dem die Fußsohlen nach oben zeigen. Wenn Sie mit einer dieser Positionen Schwierigkeiten haben, sitzen Sie einfach so bequem wie möglich. Beginnen Sie damit, die Augen zu schließen und sich auf Ihre Atmung zu konzentrieren. Konzentrieren Sie sich auf Ihre Ein- und Ausatmung und versuchen Sie, Ihre anderen Gedanken loszulassen. Versuchen Sie nicht, Ihre Atmung zu kontrollieren, doch achten Sie darauf, dass Sie sich auf nichts anderes konzentrieren als die Meditation. Meditieren Sie zu Beginn nur fünf bis sieben Minuten pro Tag.

Wenn Sie Meditation mit Intervallfasten verbinden, beginnen Sie damit, wenn Sie erste Hungergefühle verspüren, die Sie nicht ignorieren können. Nachdem Sie meditiert haben, sollten Sie sich ruhig und entspannt fühlen und mit etwas Glück hilft es, Sie von Ihrem Hunger abzulenken. Am besten meditieren Sie jeden Tag zur gleichen Zeit. Ihr Körper mag Routine und er wird anfangen, die Meditation zu einer bestimmten Zeit zu erwarten. Menschen, die in der Meditation geübt sind, können sie bis zu zwanzig bis dreißig Minuten pro Tag durchführen. Das Praktizieren von Meditation ist eine großartige Methode, um den Hunger zu überwinden, sich auf die wichtigen Aufgaben des Tages zu konzentrieren und den Geist auf das Fasten vorzubereiten. Viele gute Ressourcen zur Meditation sind kostenlos online verfügbar und können Ihnen beim Üben helfen.

Kombination mit anderen Diäten

Intervallfasten ist nicht wirklich eine Diät, sondern ein bestimmtes Muster von Essen und Fasten, und viele Frauen kombinieren es mit anderen Diätplänen. Intervallfasten lässt sich gut mit anderen Diäten kombinieren und Frauen erzielen dadurch fantastische Ergebnisse. Intervallfasten ist mit vielen Diäten kompatibel, weil es anpassbar ist und weniger darauf basiert, was konsumiert wird, sondern eher darauf, wann die Nahrung aufgenommen wird. Die beliebtesten Diäten, mit denen Intervallfasten kombiniert wird, sind die ketogene Diät, die glutenfreie Diät, die Paleo-Diät und eine vegane Ernährung.

Intervallfasten mit einer ketogenen Diät kombinieren

Wie viele Menschen bereits wissen, sind ketogene Diäten in den letzten Jahren außergewöhnlich populär geworden. Die Kombination aus Keto-Diät und Intervallfasten ist wahrscheinlich der beste, schnellste und effektivste Weg, um Gewicht zu verlieren. Die Keto-Diät ist unglaublich beliebt, weil sie so effektiv ist, besonders bei Frauen. Sie basiert auf einer Ernährung mit einem hohen Fettanteil, wenig Kohlenhydraten und einem moderaten Eiweißanteil. Die Kombination einer Keto-Diät mit Intervallfasten kann vorteilhaft und produktiv sein, besonders für die Gewichtsabnahme und die allgemeine Gesundheit.

Isabella Bendick

Die Theorie hinter der ketogenen Diät besagt, dass Sie dadurch den Zustand der Ketose erreichen, die ein stabiles Niveau des Blutzuckerspiegels bedeutet. Die Keto-Diät basiert auf einer Ernährung mit einem hohen Fettanteil, da Fett eine der ersten Brennstoffquellen ist, die Ihr Körper in Energie umwandelt, wenn er sie zu sich nimmt. Ihrem Körper gesunde, fettreiche Lebensmittel zuzuführen, hilft ihm, beim Abbau effizienter zu sein. Intervallfasten mit einer ketogenen Diät zu kombinieren, hat zahlreiche Vorteile; zum Beispiel werden Sie sehr wenig Heißhunger verspüren. Einer der wünschenswerten Effekte der ketogenen Diät ist, dass sie den Blutzuckerspiegel außergewöhnlich gut stabilisiert. Da die Keto-Diät auf Fett basiert, kommt es nicht zu Blutzuckerspitzen und somit auch nicht zu einem Anstieg des Insulinspiegels, der Heißhungerattacken auslöst. Die ketogene Diät ist bereits dafür bekannt, dass sie das Hungergefühl unterdrückt. Wenn Sie eine ketogene Diät machen, regt dies die Leber dazu an, mehr Ketone zu produzieren. Die Ketone gelangen in Ihren Blutkreislauf und die Zellen verwenden sie als Brennstoff. Ketone sind auch dafür bekannt, Ghrelin zu unterdrücken, das Hormon des Körpers, das Ihnen sagt, wann Sie essen sollten. Da die ketogene Diät bereits Ihr Hungergefühl unterdrückt, fällt Ihnen das Fasten deutlich leichter und Sie können in längeren Zeitfenstern fasten und so die Vorteile eines längeren Fastens nutzen.

Der Fettabbau ist ein weiterer hervorragender Vorteil der Kombination dieser beiden Ernährungsmethoden. Sowohl Intervallfasten als auch die Keto-Diät erhöhen

91

den Fettabbau, auch ohne Kalorienrestriktion. Zusammen schaffen die beiden Ernährungsstile eine übermenschliche Fettverbrennungsmaschine. Viele Frauen nehmen dadurch schnell ab, und weil das Ghrelin-Hormon bereits unterdrückt wird, fühlen Sie sich nicht annähernd so hungrig und frustriert wie bei einer traditionellen Diät.

Ketose

Wenn man von der ketogenen Diät hört, taucht dabei auch der Begriff „Ketose" auf. Früher dachte man, dass der Zustand der Ketose schlecht für den Menschen ist. Die ketogene Diät basiert jedoch darauf, sich in einem Zustand der Ketose zu befinden; dies ist tatsächlich das Ziel. Die Ketose ist ein Zustand, in dem der Stoffwechsel erreicht wird, bei dem die Ketone in der Blutbahn und im Körpergewebe erhöht sind. Es ist ein Zustand mit natürlich gesenktem Insulinspiegel. Ketone sind wasserlösliche Eiweißkörper, die von der Leber aus Fettsäuren in Zeiten geringer Nahrungsaufnahme oder kohlenhydratbeschränkter Diäten produziert werden. Die Ketose hilft dem Körper, in einen Zustand der Fettverbrennung überzugehen. Wenn Sie sich in Ketose befinden, ist es unwahrscheinlich, dass Sie sich sehr hungrig fühlen, da Ihr Insulinspiegel auf natürliche Weise gesenkt ist. Die Ketose ist das Ziel einer ketogenen Diät, da dies der Zustand ist, in dem der Körper eingelagertes Fett verbrennt. Im Zustand der Fettverbrennung findet der größte Gewichtsverlust statt.

Isabella Bendick

Die Keto-Grippe

Viele Frauen, die einen Keto-Lebensstil leben, sind mit dem Begriff „Keto-Grippe" vertraut. Dies ist im Grunde die Reaktion Ihres Körpers auf den Entzug der Kohlenhydrate. Wenn Sie Ihre Kohlenhydratzufuhr stoppen, kann Ihr Körper Kohlenhydrate nicht mehr als primäre Brennstoffquelle verwenden. Wenn Sie keine Kohlenhydrate mehr als Brennstoff verwenden, tritt Ihr Körper in einen Zustand der Ketose ein, in dem er auf Fettverbrennung umschaltet. Die Symptome kommen daher, dass sich Ihr Körper darauf einstellt, mit Ketonen zu arbeiten. Ketone sind das, was Ihre Leber in Zeiten des Fastens oder Hungerns produziert, sie sind Nebenprodukte des Fettabbaus.

Viele Menschen haben mit dem Mangel an Kohlenhydraten zu kämpfen und zeigen bereits nach ein oder zwei Tagen Symptome. Die Symptome können in ihrer Schwere variieren, manche sind leicht bis gar nicht spürbar, andere hartnäckiger. Die durchschnittliche Dauer der Keto-Grippe beträgt etwa eine Woche. Zu den Symptomen gehören Übelkeit, Erbrechen, Verstopfung, Konzentrationsschwäche, Energiemangel, Magenschmerzen, Schwindel, Schwäche, Reizbarkeit, Muskelkater, Heißhunger auf Zucker und Schlafstörungen. Um die Keto-Grippe zu bekämpfen, ist es wichtig, genug zu trinken und genug Schlaf zu bekommen. Weitere Möglichkeiten, die Keto-Grippe zu bekämpfen, bilden die Zufuhr von ausreichend Elektrolyten, die Vermeidung von übermäßiger Bewegung, die Vermeidung von Umgebungslicht und die Aufnahme von ausreichend Fett in Ihrer Ernährung.

In den ersten Tagen der Umstellung auf Keto und Fasten ist es wichtig, gut auf sich selbst aufzupassen, um gesund zu bleiben. Planen Sie Ihr Essen und Ihre Mahlzeiten unbedingt im Voraus. Viele Frauen entwöhnen sich langsam von den Kohlenhydraten, anstatt einen kalten Entzug zu machen, um die Keto-Grippe zu vermeiden. Jeden Tag ein paar mehr Kohlenhydrate wegzulassen und mehr Fett hinzuzufügen ist eine gängige Methode, um den Körper an die Veränderung zu gewöhnen. Sie können immer noch Symptome der Keto-Grippe bekommen, aber diese sind dadurch möglicherweise weniger schwerwiegend. Es ist auch eine gute Idee, zuerst entweder auf Keto oder Intervallfasten umzustellen. Manchmal kann beides zusammen zu viel Stress für Ihren Körper bedeuten. Wenn Sie sich zuerst an das Intervallfasten gewöhnen, hilft es, eine Veränderung nach der anderen vorzunehmen. Nicht jeder bekommt die Keto-Grippe, aber seien Sie nicht beunruhigt, wenn Sie sie bekommen. Wie die meisten unangenehmen Dinge wird sie vorbeigehen, und Sie können durch unterstützende Pflege dafür sorgen, dass sie schneller vorübergeht.

Intervallfasten mit einer veganen Ernährung kombinieren

Intervallfasten mit einer veganen Ernährung zu kombinieren, kann eine größere Herausforderung sein, da vegane beziehungsweise pflanzliche Lebensmittel nicht so viele gesunde Fette enthalten wie tierische Lebensmittel. Dennoch ist es nicht unmöglich und

Isabella Bendick

kann zusammen mit dem Lebensstil des Intervallfastens trotzdem förderlich sein. Grundsätzlich besteht der Unterschied zwischen einer normalen Ernährung und einer veganen Ernährung darin, dass Veganer keine tierischen Lebensmittel essen. Sie ernähren sich ausschließlich pflanzlich und essen Obst, Gemüse und Ersatzprodukte wie Tofu etc. Was die Kombination von Veganismus und Intervallfasten schwierig macht, ist der Mangel an natürlichen Fetten. Wenn Ihr Körper in einen Fettverbrennungszustand eintritt, ist es schwieriger, ein Fasten ohne jegliche tierische Produkte zu brechen. Es ist aber nicht unmöglich und viele Veganer haben damit trotzdem Erfolg gehabt. Wie bei jeder Diät gibt es Schlupflöcher und Möglichkeiten, sie mit dem eigenen Lebensstil in Einklang zu bringen. Viele Veganer müssen nur mehr Kohlenhydrate essen. Nüsse und Samen sind gute Protein- und Fettquellen und in einer veganen Ernährung im Allgemeinen beliebt.

Da Intervallfasten nicht eine Diät, sondern eher ein bestimmtes Essensmuster ist, müssen Sie technisch gesehen die vegane Ernährung letztendlich nicht ändern oder ergänzen. Zwar kann Veganismus ausgezeichnete gesundheitliche Vorteile mit sich bringen, doch es kann ein Kampf sein, ohne eine Ernährung mit tierischen Lebensmitteln alle wichtigen Nährstoffe zu bekommen. Die Evolution des menschlichen Körpers hat sich darauf ausgerichtet, Fette und Nahrungsmittel auf tierischer Basis aufspalten und aufnehmen zu können, sodass es eine Herausforderung darstellen kann, ihn darauf zu trainieren, von pflanzlichen Nahrungsmitteln zu leben. Die meisten Veganer müssen Vitamine und Mineralien zuführen, um alle gesundheitlichen Erfordernisse zu erfüllen. Es ist jedoch möglich, mit einer veganen Ernährung und Intervallfasten zu leben und gesund zu bleiben.

Menschen sind Allesfresser und sollten in der Lage sein, sich adäquat an eine rein pflanzliche Ernährung anzupassen, solange sie richtig ergänzt wird. Wenn Sie bei Ihrem veganen Lebensstil mit Intervallfasten beginnen, ist es immer eine gute Idee, sich beraten zu lassen oder Ihren Hausarzt zu konsultieren, um die besten und gesündesten Möglichkeiten für eine sichere Durchführung herauszufinden.

Intervallfasten mit einer Paleo-Diät kombinieren

Die Kombination von Intervallfasten mit einer Paleo-Diät ist so einfach durchzuführen, wie es nur geht. Grundsätzlich ist die Paleo-Diät eine Diät, die auf den Lebensmitteln basiert, die in der Altsteinzeit konsumiert wurden. Als es noch keine Geschäfte, Supermärkte, Feinkostläden und Fast-Food-Restaurants gab, was blieb da übrig? Es gab Pflanzen, Fleisch, Beeren, Gemüse und alle Lebensmittel, die gejagt, gepflückt, hergestellt oder gesammelt werden konnten.

Schon in der Steinzeit, als das beschriebene Ernährungsprinzip die einzige verfügbare Lebensweise war, gehörte Intervallfasten zum Lebensstil. Es war Teil des

Lebens, weil Nahrung einfach nicht immer verfügbar war. Die Paleo-Ernährung ist also recht einfach und passt gut zum Intervallfasten. Wenn Sie so tun würden, als würden Sie in der Altsteinzeit leben, würden Sie bereits am Intervallfasten teilnehmen, weil das damals ein natürlicher Teil des Lebens war. Je nachdem, wo man lebte, musste man mit dem Winter zurechtkommen und Nahrung war nicht immer verfügbar, um gepflückt und gesammelt zu werden. Tiere zogen nach Süden, und die Jagdmöglichkeiten wurden knapp. Was taten Sie also, wenn keine Nahrung zu finden war? Man aß einfach nicht und der Körper passte sich für diesen Zeitraum an.

In den letzten Jahren hat sich herausgestellt, dass die Paleo-Diät für Frauen enorm hilfreich beim Abnehmen sein kann und zugleich sicherstellt, dass ihre grundlegende Ernährung natürlich ist, denn dabei lässt man einfach verarbeitete Lebensmittel, Kohlenhydrate und alles, was Konservierungsstoffe enthält, weg. Die Paleo-Diät reduziert die Ernährung auf die Grundlagen der menschlichen Nahrungsbedürfnisse. Eine Diät, die aus Eiweiß, Obst und Gemüse besteht. Die Kombination dieser Diät mit Intervallfasten und etwas regelmäßiger Bewegung kann und wird zu exzellenten Ergebnissen führen, was das Wohlbefinden, die Energiezufuhr und die Gewichtsabnahme angeht.

Intervallfasten mit einer glutenfreien Diät kombinieren

Viele Menschen haben die Auswirkungen und Vorteile einer glutenfreien Ernährung erkannt. Menschen mit Verdauungs- und Magenproblemen stellen oft auf glutenfrei um. Eine glutenfreie Ernährung lässt sich genauso gut mit Intervallfasten verbinden wie jede andere Diät. Es ist wichtig, die Kalorienzufuhr im Auge zu behalten, da glutenfreie Diäten oft auch kohlenhydratfrei sind. Viele Frauen, die sich glutenfrei ernähren, haben bereits ein gutes Gespür dafür, was gut zu ihrer Ernährung passt und wo sie Lebensmittel finden, die für sie geeignet sind. Das Hinzufügen des Intervallfastens ist nur ein weiterer Schritt, der Sie Ihren Zielen näher bringt und zu einem besseren und gesünderen Leben führen kann.

Ätherische Öle

Ätherische Öle sind eine immer populärer werdende Modeerscheinung, nützlich bei vielen verschiedenen Beschwerden und können Unterstützung für mehrere Systeme des Körpers bieten. Während die Verwendung von ätherischen Ölen in ihrer Wirksamkeit umstritten ist, schwören viele Frauen auf sie und es gibt einige Hinweise darauf, dass sie bei der Gewichtsabnahme helfen sowie das Immunsystem und die mentale Gesundheit unterstützen können. Die Art und Weise, wie man ätherische Öle verwendet, ist vielfältig. Sie können unter anderem in einem Diffusor verwendet werden, durch einen Inhalator inhaliert werden, auf die Haut gerieben werden, in Körperpackungen verwendet werden oder in Kerzen verbrannt werden. Sie wirken sowohl auf der Haut aufgetragen als auch durch Inhalation. Es gibt fünf spezifische ätherische Öle, die bei Gewichtsverlust unterstützen, sowie viele, die bei psychischen Herausforderungen helfen.

Grapefruitöl

Ätherisches Grapefruitöl enthält d-Limonen, ein Naturstoff, der die Rate des Stoffwechsels erhöht, weil es die Lipolyse bzw. den Abbau von Fettzellen induziert. Ätherisches Grapefruitöl hilft auch, Cellulite bei Frauen zu bekämpfen. Es wirkt am besten in einem Massageöl oder Badesalz. Ätherisches Grapefruitöl kann, um beste Ergebnisse zu erzielen, täglich verwendet werden.

Pfefferminzöl

Pfefferminzöl liefert Energie und kann wirklich helfen, Heißhungerattacken einzudämmen. Es riecht erfrischend und hat positive Auswirkungen, wenn es eingeatmet wird; es ist ein natürlicher Bronchodilatator und hilft, den Sauerstofffluss zu verbessern. Ätherisches Pfefferminzöl wirkt am besten, wenn es direkt inhaliert wird. Benutzen Sie es am besten für zwanzig Minuten pro Tag in einem Diffusor oder geben Sie einige Tropfen auf ein Tuch bzw. Taschentuch und inhalieren Sie es auf diese Weise.

Zitronenöl

Zitronenöl riecht fantastisch und ist sehr nützlich, um Gedanken an fettiges Essen und Zucker zu verdrängen. Es hat Eigenschaften, die helfen, die Energie und Ihre Stimmung zu erhöhen. Ätherisches Zitrusöl wirkt am besten, wenn es direkt vor einem Training angewandt wird. Es funktioniert am besten in einem Diffusor, den Sie für fünfzehn bis zwanzig Minuten laufen lassen können.

Rosmarinöl

Rosmarinöl hat einen krautigen, erfrischenden Geruch und kann wirklich helfen, den Appetit zu zügeln. Rosmarin wirkt auch gegen Wassereinlagerungen, hilft über Heißhungerattacken hinweg und beugt Cellulite vor. Schnuppern Sie daran, wenn Sie Heißhunger auf ein bestimmtes Lebensmittel verspüren. Es ist auch gut für die Massage geeignet und effektiv als Badesalz. Rosmarin hat auch andere gesundheitliche Vorteile und kann sogar gegen menstruationsbedingte Blähungen helfen.

Ingweröl

Ingwer ist eine starke Entgiftungshilfe. Ingwer hat eine entgiftende Wirkung, die sehr hilfreich ist, wenn es darum geht, Körper und Geist von Heißhungerattacken und Giftstoffen zu befreien. Ingwer hilft auch, die Lymphknoten sowie die Durchblutung zu stimulieren, und macht sich super als Badezusatz! Viele Frauen mi-

Isabella Bendick

schen Ingweröl mit Kokosnussöl und verwenden diese
Mischung topisch. Ingwer sollte mit etwas Vorsicht
verwendet werden, da es ein „heißes" Öl ist und
Hautreizungen verursachen kann. Mischen Sie vier bis
fünf Tropfen ätherisches Ingweröl mit zwei bis drei
Esslöffeln Kokosöl und fügen Sie es Ihrem Badewasser
hinzu – eine großartige Methode, um die Vorteile von
Ingwer zu nutzen!

Lavendelöl

Lavendel ist vielleicht das beliebteste und bekanntes-
te ätherische Öl. Wahrscheinlich, weil es so vielfältige
Einsatzmöglichkeiten und Wirkungen hat. Lavendel
ist vor allem für seine beruhigenden Eigenschaften
bekannt. Diese sind besonders nützlich, wenn Sie
während einer Fastenkur Hungerwut oder -angst er-
leben. Lavendel hilft gegen die Reizbarkeit. Es ist auch
ein gutes Schlafmittel und kann in einer Vielzahl von
Formen verwendet werden. Er kann topisch aufgetragen, eingeatmet oder eingenommen werden.

Zwar sind ätherische Öle sicherlich nicht für jeder-
mann geeignet, doch sie können vielen Frauen helfen,
ihre Schwierigkeiten sowohl beim Intervallfasten als
auch beim Abnehmen im Allgemeinen zu überwinden.
Manchmal ist ein Hauch des richtigen Öls alles, was
Sie brauchen, um die Hürde zu überwinden, egal ob
es darum geht, eine Fastenkur durchzuhalten oder das
Verlangen nach bestimmten Nahrungsmitteln zu überwinden. Die ersten Tage einer Fastenkur oder Diät

sind immer die schwierigsten und jede Unterstützung, die man bekommen kann, ist meist eine Überlegung wert. Ätherische Öle haben sicherlich einen Platz in einem gesunden Leben, wenn Sie bereit sind, ihre Anwendung auszuprobieren.

Das Buddy-System

Einen Freund zu haben, mit dem man den Intervallfasten-Lebensstil ausprobieren kann, kann viel ausmachen. Für jede Lebensveränderung ist es wichtig, ein starkes Unterstützungssystem zu haben – Sie sollten jemanden an der Seite haben, mit dem Sie Ideen austauschen, Fragen und Bedenken äußern können. Fragen Sie Ihre Freunde und Familie, ob sie an einem gesünderen Lebensstil interessiert sind, und finden Sie jemanden, der sich mit Ihnen zusammen ans Intervallfasten herantraut. Wenn Sie niemanden persönlich kennen, der daran interessiert ist, könnten die verschiedenen großartigen Blogs, Diskussionsgruppen und Social-Media-Seiten speziell für Menschen, die am Intervallfasten und einer gesunden Lebensweise interessiert sind, etwas für Sie sein. Einen Freund oder ein Unterstützungssystem zu haben, an das man sich wenden kann, besonders wenn man die ersten Fastenzeiten durchsteht, in denen sich der Körper noch an das neue Muster gewöhnt, kann für den Erfolg wirklich den entscheidenden Unterschied ausmachen. Es gibt auch Podcasts und Talkshows, die von persönlichen Kämpfen und Erfolgen beim Intervallfasten berichten. Stellen

Sie sicher, dass Sie ein solides Unterstützungssystem haben, bevor Sie mit Intervallfasten beginnen.

Nahrungsergänzungsmittel

Eine ausreichende Versorgung mit Vitaminen und die richtige Ernährung ist beim Intervallfasten absolut wichtig. Es ist besonders wichtig, weil Intervallfasten Ihren Körper im Wesentlichen in einen Zustand der Fettverbrennung zwingt. In diesem Zustand befinden Sie sich typischerweise auch in Ketose. Die Einnahme von zusätzlichen Vitaminen kann während der Fastenperioden notwendig sein, besonders wenn Sie eine langfristige Fastenkur durchführen. Die meisten Multivitaminpräparate sind geeignet, aber es ist wichtig, zu wissen, was in ihnen enthalten ist und was sie enthalten sollten, um Sie beim Fasten zu unterstützen.

Natrium und Kalium

Der Ketonspiegel im Blut steigt während der Fastenzeit an, was einen entwässernden Effekt auf den Körper haben kann. Dadurch werden die Kalium- und Natriumspeicher schnell aufgebraucht. Dies kann zu Müdigkeit, geringer Energie und Schwindel führen. Diese Mineralien sind sehr wichtig für die Ketogenese und ohne sie muss der Körper wirklich arbeiten und kämpfen, um auf die Fettspeicher zuzugreifen.

Magnesium

Magnesium ist ein Mineralstoff, der mehrere lebenswichtige Körperfunktionen reguliert. Magnesium hilft bei der Regulierung von Nerven- und Blutdruck und wird in der Fastenzeit leicht und schnell verbraucht. Ein niedriger Magnesiumspiegel während einer Fastenperiode kann eine eingeschränkte geistige Leistungsfähigkeit oder Muskelkrämpfe verursachen.

Vitamine des B-Komplexes

Vitamine des B-Komplexes, zu denen Riboflavin, Niacin, Thiamin und Biotin gehören, sind Vitamine, die dem Körper bei der Aufnahme von Nährstoffen helfen. Vitamine des B-Komplexes werden während des Zustands der Ketose nicht auf die gleiche Weise aus dem Körper ausgeschwemmt wie Natrium, Kalium und Magnesium. Es gibt jedoch eine große Anzahl von Frauen, die einen chronischen Mangel an Vitaminen des B-Komplexes haben.

Vitamin D

Der Mangel an Vitamin D tritt sowohl bei Männern als auch bei Frauen sehr häufig auf. Vitamin D ist eher schwierig über die Nahrungsaufnahme zu erhalten und wird auf natürliche Weise durch Sonnenlicht erworben. Vitamin D ist sowohl für die Gesundheit des Immunsystems als auch für die Knochendichte wichtig. Vitamin D hilft bei der Verwendung von Nährstoffen, die für diverse Körperfunktionen entscheidend sind.

Isabella Bendick

Beta-Hydroxybutyrat oder BHB

Viele Frauen, die intermittierend fasten, nehmen auch ein Ergänzungsmittel mit BHB ein, das auch als „exogenes Keton" bezeichnet wird. Damit sind Ketone gemeint, die nicht vom Körper produziert werden. Einer der drei Ketonkörper ist BHB. Ketonkörper sind das, was auf natürliche Weise von der Leber produziert wird, wenn Sie sich in einem Zustand der Ketose befinden. Der menschliche Körper benötigt BHB, das auf zellulärer Ebene aufgespalten wird, um auf die Fettspeicher zuzugreifen und sie angemessen zur Energiegewinnung zu nutzen. Die Verwendung eines BHB-Ergänzungsmittels während einer Fastenkur hilft, sicherzustellen, dass im Blutkreislauf das nötige Mindestmaß an BHB vorhanden ist. Der richtige BHB-Spiegel im Blut hilft, die Umwandlung von Fett in Energie zu erleichtern.

Verzweigtkettige Aminosäuren

Verzweigtkettige Aminosäuren sind Aminosäuren, die die gleichen wichtigen Aminosäuren produzieren, die auch im Protein zu finden sind. Diese Aminosäuren ermöglichen es dem Körper nicht nur, Muskeln aufzubauen, sondern helfen auch dabei, diese zu erhalten. Der Nachteil von Ergänzungsmitteln mit verzweigtkettigen Aminosäuren ist, dass sie ein paar Kalorien enthalten, etwa sechs Kalorien pro Gramm, und dass sie eine Fastenkur daher bis zu einem gewissen Grad stören könnten. Die meisten Menschen nehmen Ergänzungsmittel mit verzweigtkettigen Aminosäuren ein, wenn sie regelmäßig an Krafttraining und Muskelaufbau arbeiten. Viele Menschen erzielen positive Effekte mit diesem Ergänzungsmittel und erfahren keine negativen Auswirkungen, doch dies ist nicht immer der Fall, und wenn ein streng kalorienfreies Fasten für Sie persönlich wichtig ist, sollten Sie dieses Ergänzungsmittel vermeiden.

Wasser (H2O)

Das Trinken von Wasser ist bei allen Diäten und Fastenmethoden absolut notwendig. Dies kann nicht genug betont werden. Ein Mangel an Flüssigkeitszufuhr ist oft der größte Faktor bei fast allen negativen Nebenwirkungen des Fastens. Die Organe und das Gewebe des Körpers, einschließlich des Gehirns, sind auf Wasser angewiesen, um die richtige Menge an Nährstoffen, Vitaminen und Mineralien zu erhalten. Dehydration hat eine Vielzahl von Symptomen, so wie Müdigkeit, Reizbarkeit, Schwindel, Verwirrung, Kopfschmerzen und Unwohlsein. Die Aufrechterhaltung der richtigen Flüssigkeitszufuhr während des Fastens ist wichtig und ermöglicht es, dass alle zusätzlichen Vitamine besser wirken.

Letztendlich kann die Einnahme eines guten Multivitaminpräparats während des Fastens Ihr Körpersystem erheblich unterstützen und Ihnen helfen, das Fasten ein wenig einfacher zu gestalten. Die Einnahme der richtigen Nahrungsergänzungsmittel kann beim Muskelaufbau helfen und die positiven Auswirkungen des Fastens verstärken. Wenn Sie ein Präparat wählen, das die Nährstoffe enthält, die hier aufgelistet sind, werden Sie in der Lage sein, die Vorteile des Fastens besser zu genießen.

Alkohol

Viele Frauen trinken nach einem langen Tag, in Gesellschaft oder einfach nur zum Spaß gerne ein Bier oder eine Margarita. Das Problem beim Genuss von Alkohol während des Fastens ist, dass in einem alkoholischen Getränk Kalorien enthalten sind. Je nachdem, zu welchen Zeiten Sie essen und fasten, müssen Sie einplanen, nur während der Essenszeit zu trinken. Alkohol wird das Fasten brechen. Was gesündere Optionen mit Alkohol angeht, so sind kalorienarme Getränke ideal – Bier enthält für gewöhnlich viele Kohlenhydrate. Es gibt verschiedene Rezepte für kohlenhydratarme Margaritas und Martinis. Es gibt sogar Low-Carb-Biere. Bei allen Intervallfastenmethoden sollte man sich vor allem merken, dass der Zeitpunkt, zu dem Sie essen, immer wichtiger ist als das, was Sie essen. Eine gute Flüssigkeitszufuhr ist bei jeder Diät wichtig, aber bei einer Intervallfastenkur gilt dies besonders, also achten Sie darauf, was Sie während eines Intervallfastenprogramms trinken.

Limonade

Das Trinken von Limonade während einer Fastenkur wird Ihr Fasten zweifellos zum Stillstand bringen. Limonade enthält viel Zucker und Chemikalien, die Ihr Körper nur schwer abbauen kann. Selbst Diät-Brause ist nicht besonders gut. Sie belastet das Verdauungssystem und kann die Darmschleimhaut angreifen. Wenn Sie ein Limonadenkonsument sind, sollten Sie auf das süße Getränk verzichten oder zumindest auf Diätlimonade umsteigen. Versuchen Sie, während einer Fastenkur sogar Diätlimonade zu vermeiden, und vor allem deren regelmäßigen Konsum, da dieser sofort den Zustand der Ketose rückgängig macht. Viele Frauen stellten fest, dass sie Gewicht verlieren, wenn sie einfach die Limonade aus ihrer täglichen Ernährung streichen.

Kapitel 7

Rezepte und Superfoods

Obwohl schon mehrfach erwähnt wurde, dass Intervallfasten eher ein Lebensstil als eine Diät ist, gibt es bestimmte Rezepte und Ernährungsmuster, die das Intervallfasten unterstützen können. Bestimmte Mahlzeiten und Essgewohnheiten können helfen, die Vorteile des Intervallfastens hervorzuheben und zu fördern. Im Folgenden finden Sie einige Rezepte, die einfach und leicht zuzubereiten sind und gut mit einem Intervallfastenprogramm harmonieren. Einige der Rezepte sind sowohl Keto-basiert als auch glutenfrei. Es gibt viele großartige Optionen für gesunde, leckere Mahlzeiten, die einfach zuzubereiten sind!

Frühstück

Das Caprese-Omelett – gesund und kohlenhydratarm

Das gesunde, kohlenhydratarme Caprese-Omelett ist schnell gemacht und eine gute vegetarische Option (allerdings nicht vegan).

Es kann in nur wenigen Minuten zubereitet werden und ist ein hervorragender Lückenfüller. Dazu passt gekauftes oder selbst gemachtes Pesto.

- 3 große Eier
- 1 EL Butter oder Ghee
- 1/3 Tasse Kirschtomaten, halbiert
- 2 Scheiben frischer Mozzarella
- 3–6 Basilikumblätter, gut zerkleinert
- 1 gehäufter EL geriebener Parmesankäse
- 1 EL Pesto
- Meersalz und Pfeffer, nach Bedarf
- Zusätzliche Option: 1 TL Balsamico-Essig und 1 EL natives Olivenöl extra zum Beträufeln des Omeletts

Zubereitung: Die Zutaten in einer Schüssel kombinieren, dabei darauf achten, sie gut zu vermischen. Etwas Butter in eine mittelgroße Pfanne geben und schmelzen lassen. Die Mischung hineingießen und erhitzen, bis das Ei auf einer Seite gegart ist. Dann das Omelett in der Hälfte zusammenklappen und auf beiden Seiten garen. Mit Balsamico-Essig und Olivenöl beträufeln, falls gewünscht.

Der Super-Elektrolyt-Smoothie und das Super-Müsli

Dieser Smoothie und das Müsli können als großartiges Frühstück, Snack oder Abendmahlzeit dienen. Sie sind köstlich, einfach zuzubereiten und gut dafür geeignet, auf einem gesunden Weg zu bleiben. Die Rezepte basieren zwar auf der Keto-Diät, machen sich jedoch super als Frühstück. Sie sind beide schnell und einfach zuzubereiten und die Zutaten sind leicht zu finden.

Super-Elektrolyt-Smoothie:

- 1/2 große Avocado
- 1/2 Tasse Kokosmilch
- 1/3 Tasse TK-Beeren
- 1 1/2 Tassen ungesüßte Mandelmilch oder Cashewmilch
- 1 EL rohes Kakaopulver
- 1/4 TL Zimt
- 1/4 TL Vanilleschotenpulver
- 2 EL Kollagenpulver

Zubereitung: In einem Mixer gut pürieren, bis die Masse glatt und gießbar ist, dann in ein Glas gießen und genießen.

Super-Müsli (auf Keto-Basis)

- 1/4 Tasse gehackte Mandeln
- 1/4 Tasse ungesüßte Kokosflocken
- 1/4 TL Zimtpulver
- 1 TL natives Kokosnussöl
- Garnitur:
  - 2 EL Kakaonibs
  - 2 EL Hanfsamen
  - Optional: Frische oder TK-Beeren

Zubereitung: In eine Schüssel geben und frische oder gefrorene Beeren obenauf geben.

Low-Carb-Porridge – entzündungshemmend

Dies ist ein großartiges warmes Frühstück, besonders im Winter. Es ist einzigartig, weil es einige nützliche Zutaten wie Kurkuma (ein Gewürz, das unserem Körper hilft, sich an Veränderungen anzupassen) und Bienenpollen (Bienenpollen haben immunstärkende und natürliche entzündungshemmende Eigenschaften) enthält. Wenn Sie mit irgendeiner Art von chronischen Schmerzen oder Entzündungen zu tun haben, ist dies eine ideale Mahlzeit für Sie.

- 2 EL Hanfsamen
- 1/4 Tasse Walnuss- oder Pekannüsse
- 1/4 Tasse ungesüßte, geröstete Kokosnuss
- 2 EL ganze Chiasamen
- 3/4 Tasse ungesüßte Mandelmilch
- 1/4 Tasse Kokosnussmilch
- 1/4 Tasse Mandelmus, vorzugsweise geröstet
- 1 EL extra natives Kokosnussöl oder MCT-Öl
- 1/4–1/2 Tasse gemahlene Kurkuma oder 1/2– 1 TL frisch geriebene Kurkuma
- 1 TL Bienenpollen oder 1/2 TL Zimt oder 1/2 TL Vanillepulver
- 1 Prise gemahlener schwarzer Pfeffer (trägt wesentlich zur besseren Aufnahme von Kurkuma in die Blutbahn bei)

- Optional: 2 EL Erythrit oder Swerve oder 5–10 Tropfen flüssiges Stevia

Mittagessen

Der schnelle und gesunde Fünf-Minuten-Thunfischsalat

Diese Mahlzeit ist einfach zuzubereiten und voll von Superfoods, die reich an guten Fetten und Protein sind. Der Salat ist damit gut geeignet als Mittagessen, für nach dem Training oder nach einer Fastenkur. Thunfisch ist als mageres Protein gut geeignet und Eier sind ein guter Sattmacher. Genießen Sie diesen Thunfischsalat zum Mittagessen oder zum Abendessen.

- 1/4 Tasse Mayonnaise – Paleo-Mayonnaise wird bevorzugt
- 1 EL Zitronensaft
- 2 EL Olivenöl – extra vergine
- 1 EL Petersilie oder Schnittlauch – gehackt
- Je 1/4 TL Pfeffer und Salz (oder nach Geschmack)
- 1 mittlerer Römersalatkopf
- 1/2 in Scheiben geschnittene kleine braune oder rote Zwiebel
- 1 mittelgroße Gurke oder 4–5 Gewürzgurken
- 8 in Scheiben geschnittene große Oliven
- 1 großes Glas Thunfisch, abgetropft
- 4 große hart gekochte Eier

Zubereitung: Mayonnaise, Petersilie, Zwiebel, Zitronensaft, Olivenöl und Thunfisch in einer Schüssel kombinieren und gut vermischen. Aus dem Salatkopf ein Salatbett zu machen und die Thunfischmischung daraufgeben. Die in Scheiben geschnittenen hart gekochten Eier, Oliven und Gurken hinzufügen. Servieren und genießen!

Die mexikanische Salatschüssel für jede Tageszeit

Dieses einfache und köstliche mexikanische Rezept ist schnell zubereitet und steckt voller gesunder Fette. Diese mexikanische Salatschüssel ist eine gute Wahl, um ein Fasten zu brechen, da sie reich an gesunden Fetten ist, die helfen, Ihren Insulinspiegel stabil zu halten. Die Salatschüssel ist schnell zubereitet und passt zu jeder Tageszeit!

- 2 mexikanische Chorizo-Würstchen
- 2 glutenfreie Würstchen nach italienischer Art
- 1/2 Jalapeno-Paprika
- 1 EL frischer Oregano oder ein TL getrockneter Oregano
- 1 kleine braune Zwiebel, gewürfelt
- 1/2 Tasse halbierte Kirschtomaten
- 1/2 rote Paprikaschote, fein gehackt
- 1 mittelgroße Frühlingszwiebel, in dünne Scheiben geschnitten
- 1 EL natives Olivenöl extra
- 1/4 TL Sojasauce

- 1 TL frischer Limettensaft
- 1 EL frischer, gehackter Koriander
- 2 große Eier
- 1/2 große Avocado, in Scheiben geschnitten
- 1/4 TL gemahlene Paprika
- Salz und Pfeffer nach Geschmack

Zubereitung: Wurst separat braten und zum Salat geben, alle Zutaten kombinieren und genießen!

Abendessen

Grüner Hähnchen-Paprika-Blumenkohl-Auflauf

Dies ist ein einfaches und schnell zuzubereitendes Gericht, das sowohl für eine Keto-Diät geeignet ist als auch an eine glutenfreie Diät angepasst werden kann.

- 450 g Rinder-, Puten-, Hühner- oder Schweinehackfleisch (Hühnerfleisch wird am häufigsten verwendet und ist am einfachsten)
- 2 EL Butter
- 3/4 Tasse gehackte Zwiebel
- 3/4 Tasse gehackter Staudensellerie
- 2 1/2 Tassen Blumenkohlreis
- 1 Tasse geriebener Gouda oder Mozzarella
- 1 Tasse geriebener Cheddar
- 1/2 Tasse Hühner- oder Gemüsebrühe
- 1 große grüne Spitzpaprika
- 1/2 Tasse saure Sahne

- 1/2 TL Knoblauchpulver
- 1/2 Tasse Frischkäse
- Salz und frisch gemahlener schwarzer Pfeffer
- Koriander – als Garnierung

Zubereitung: Den Ofen auf 160 Grad vorheizen, den Reis gemäß den Packungsangaben zubereiten. Sobald er gekocht ist, abgießen und beiseitestellen. Butter in einer mittelgroßen Pfanne bei mittlerer Hitze schmelzen, das Hackfleisch hinzufügen und 5–7 Minuten anbraten. Dann die Zwiebel und den Sellerie hinzufügen und weitere 5 Minuten kochen. Den Reis, den Käse, die Chilis, die saure Sahne, den Frischkäse, die Fleisch-Gemüse-Mischung und die Brühe in eine große Schüssel geben. Das Knoblauchpulver und den schwarzen Pfeffer hinzufügen. Die Mischung gleichmäßig in der Backform verteilen und den restlichen Käse darübergeben. Dann bei 160 Grad 20–25 Minuten backen oder bis der Käse schön blubbert. Mit Koriander garnieren und diese einfache und köstliche Mahlzeit genießen!

Knoblauch-Butter-Hähnchen-Happen mit Zucchini-Nudeln

Dies ist eine weitere schnell zuzubereitende Mahlzeit, die beliebt und lecker ist. Sie passt gut zu den meisten Diäten, auch wenn es technisch gesehen eine Keto-Mahlzeit ist.

- 3–4 Hähnchenbrustfilets, in mittelgroße mundgerechte Stücke geschnitten
- 4–5 mittelgroße Zucchini, gewaschen und mit einem Gemüseschäler zu Spiralen verarbeitet (oder eine Packung Zucchini-Nudeln, die Sie im Laden gekauft haben)
- 4 EL Butter
- 2 TL gehackter Knoblauch
- 1 EL scharfe Chilisoße
- 1/4 Tasse natriumarme Hühnerbrühe - Knochenbrühe kann auch verwendet werden
- Saft von 1/2 Zitrone
- 1 EL gehackte Petersilie
- 1 TL frischer Thymian
- Zerstoßene rote Chiliflocken – optional
- Mehrere Zitronenscheiben zum Garnieren

Für die Marinade:
- 2 EL Olivenöl
- 1 EL scharfe Chilisoße oder 1 TL Chilipulver
- 2 TL Salz
- 1 TL frisch gemahlener schwarzer Pfeffer
- 2 TL Knoblauchpulver
- 1 TL italienische Kräuter

Zubereitung: Die Hähnchenbruststücke mit Olivenöl, Pfeffer, Knoblauchpulver, Salz, italienischen Kräutern, Chilipulver oder -soße in einer Schüssel gut vermengen, bis die Stücken gleichmäßig bedeckt sind, dann 1/2–1 Stunde im Kühlschrank marinieren lassen. Die marinierten Hähnchenstücken aus dem Kühlschrank nehmen, bis sie Zimmertemperatur erreicht haben.

Die Hähnchenstücke unter Rühren anbraten, bis sie goldbraun sind, dann aus der Pfanne nehmen und beiseitestellen. In dieselbe Pfanne bei starker Hitze 2 EL Butter, Zitronensaft und die Chilisoße geben. 1–2 Minuten unter regelmäßigem Rühren köcheln und reduzieren lassen. Den gehackten Knoblauch und die frische Petersilie einrühren und dann die Zucchini-Nudeln hinzugeben. 1 Minute lang einkochen lassen, falls der Saft der Zucchini zu viel Wasser abgibt. Zum Schluss die Hähnchenhappen zurück in die Pfanne geben und noch 1–2 Minuten rühren, um sie wieder zu erhitzen. Mehr Petersilie, zerstoßene Chilischote, Zitronenscheiben und frischen Thymian als Garnitur hinzufügen. Dieses Gericht schmeckt am besten, wenn es sofort serviert wird.

Butteriges Knoblauch-Kräuter-Hähnchen mit Zitronen-Blumenkohl-Reis

Dieses Gericht ist beliebt und sowohl keto-freundlich als auch glutenfrei. Ein kohlenhydratarmes Gericht, das einfach und schnell zuzubereiten ist und das die ganze Familie genießen kann.

- 650 g Hähnchenschenkel ohne Haut und Knochen oder Hähnchenbrustfilets
- 2 EL Butter
- 1 TL gehackter frischer Thymian und 1 TL frisch gehackter Oregano, 1 TL frisch gehackter Rosmarin
- 1 mittlerer Kopf Blumenkohl

- 1 mittelgroße Zwiebel, fein gehackt
- 4 Knoblauchzehen, fein gehackt
- 1/4 Tasse (60 ml) Hühnerbrühe
- 1 EL scharfe Chilisoße
- 1/2 Tasse geriebener Parmesan
- 1/2 Tasse frische gehackte Petersilie
- Saft von 1/2 Zitrone, Schale und Zitronen-scheiben zum Garnieren

Für die Marinade:
- 1 TL italienische Kräuter
- 1 EL Olivenöl
- 1 TL gemahlene Paprika
- Frisch gemahlener Pfeffer, zum Abschmecken
- Saft von 1/2 Zitrone

Zubereitung: Die Hähnchenschenkel in eine große Schüssel geben und mit gemahlener Paprika, italienische Kräuter, Olivenöl, schwarzem Pfeffer und Zitronensaft würzen. Gut vermengen und 10–15 Minuten marinieren lassen. In der Zwischenzeit den in Röschen zerteilten Blumenkohl in einer Küchenmaschine etwa 15–30 Sekunden lang fein hacken, bis eine reisähnliche Konsistenz entsteht. Blumenkohlreis beiseitestellen.

2 EL Butter in einer mittelgroßen Pfanne bei mittlerer bis niedriger Hitze schmelzen lassen. Dann den Oregano, Thymian und Rosmarin hinzufügen. Hähnchen mit der Hautseite nach unten in die Pfanne legen und 4–5 Minuten auf jeder Seite anbraten, bis das Hähnchen nicht mehr rosa ist und eine Temperatur von 74 °C erreicht. Die Garzeit variiert ein wenig, je nach

Größe der Hähnchenschenkel. Das Hähnchen anschließend aus der Pfanne nehmen und beiseitestellen. Den Bratensaft der Hähnchenschenkel und das Fett vorerst in der Pfanne aufbewahren. In der gleichen Pfanne den Knoblauch und die Zwiebel eine Minute lang anbraten, bis es duftet, dabei darauf achten, dass nichts anbrennt. Die Chilisoße hinzugeben und gut umrühren. Dann den Blumenkohlreis hinzufügen und alles gut vermischen. Die Hühnerbrühe, die Petersilie, die Zitronenschale und den Zitronensaft hinzugeben. Alles 2–3 Minuten kochen lassen, um den Bratensaft zu reduzieren, und dann den Parmesankäse hinzugeben. Abschmecken. Die Hähnchenschenkel über den Blumenkohlreis geben und schnell erwärmen. Mit frisch gemahlenem schwarzen Pfeffer, roten Chiliflocken, frischen Kräutern und nach Belieben mit mehr Parmesan servieren.

Superfoods für das Intervallfasten

Superfoods sind seit ein paar Jahren sicherlich in aller Munde, und viele von ihnen verdienen den Titel zu Recht! Es gibt viele großartige Lebensmittel, die gut zum Intervallfasten passen und einige Superfoods, die besonders nützlich dabei sind, die allgemeine Gesundheit und den Gewichtsverlust zu unterstützen. Ein Superfood ist ein Lebensmittel, das sehr reich an Vitaminen und Mineralien ist und verglichen mit einem normalen Lebensmittel zusätzliche Vorteile hat. Einige dieser Superfoods können und werden Ihnen während des Fastens wirklich helfen, sowie die allgemeine Gesundheit und Langlebigkeit stärken.

Superfood eins: Dunkles Blattgemüse

Dunkles Blattgemüse ist unter anderem reich an Nährstoffen, Zink, Kalzium, Eisen und Folsäure. Was dunkles Blattgemüse in die „Superfood"-Kategorie einordnet, ist sein Potenzial, das Risiko bestimmter Krankheiten drastisch zu reduzieren, einschließlich Typ-2-Diabetes und Herzkrankheiten. Dunkles Blattgemüse besitzt auch ein hohes Maß an entzündungshemmenden Eigenschaften und kann tatsächlich helfen, Krebs zu verhindern und zu bekämpfen.

Superfood zwei: Eier

Eier sind ebenfalls ein großartiges Lebensmittel, das unzählige gesundheitliche Vorteile hat. Sie enthalten viel gesundes Fett und stellen eine gute Proteinquelle dar. Sie sind reich an Antioxidantien, insbesondere Lutein und Zeaxanthin. Diese besonderen Antioxidantien sammeln sich um die Netzhaut des Auges und helfen, die Augen vor Sonnenlicht und Makuladegeneration zu schützen. Eier gelten außerdem als eines der nährstoffreichsten Lebensmittel auf unserem Planeten. Sie sind auch reich an Phosphor, Selen und Eisen. Sie enthalten zwar Cholesterin, aber es ist eigentlich das „gute" Cholesterin, das hilft, das schlechte Cholesterin in den Adern zu senken und zu binden. Interessanterweise befinden sich fast alle Nährstoffe im Ei in dessen Eigelb. Eier passen zu fast allen Diäten und so auch zum Intervallfasten-Lebensstil.

Superfood drei: Avocado

Die Avocado ist ein beliebtes, leckeres und unglaubliches Superfood. Sie ist ein großartiges Ersatzmittel, das zu vielen Speisen passt, und ein sehr gesundes Superfood. Sie gilt als eine fettreiche Frucht; das Fett kommt von den Omega-3-Fettsäuren, die helfen, Cholesterin abzubauen. Sie ist auch reich an Ballaststoffen, Vitamin D und Folsäure. Sie hat Eigenschaften, die helfen, den grauen Star zu verhindern, und die die richtige Verdauung unterstützen. Avocados helfen, den Alterungsprozess zu verlangsamen, und sind reich an Kalium. Im Grunde gibt es wenig, was man an Avocados nicht lieben kann, sie sind sehr gesund, passen zu fast allem und sind voll von guten, gesunden Fetten und Antioxidantien. Die Avocado passt hervorragend zum Intervallfasten. Viele Menschen verwenden Avocados, wenn sie ein Fasten brechen oder sich wieder an das Essen gewöhnen. Sie haben eine harte Außenschale mit einem glatten Inneren und können auf Brot gestrichen, ausgelöffelt oder zu etwas verarbeitet werden. Avocados sind ausgezeichnet für die Gesundheit im Allgemeinen.

Superfood vier: Kurkuma

Die Beliebtheit von Kurkuma ist in den letzten Jahren außerordentlich angestiegen. Kurkuma hat einen magischen Ruf bekommen. Es ist zwar kein Allheilmittel, aber ein Superfood mit vielen positiven Auswirkungen auf die Gesundheit. Kurkuma ist eigentlich ein Gewürz aus Indien, das schon seit mehreren Hundert Jahren für medizinische Zwecke verwendet wird. Kurkuma enthält starke Antioxidantien und wirkt entzündungshemmend. Der Nachteil von Kurkuma ist, dass es nicht besonders gut in den Blutkreislauf aufgenommen wird; doch die Verwendung von schwarzem Pfeffer, einem anderen Gewürz, kann dabei helfen. Da Kurkuma nicht gut absorbiert wird, wirkt es besser gegen Entzündungen, die eher akut als chronisch sind. Kurkuma ist ein Gewürz und kann zum Würzen oder gemischt mit anderen Lebensmitteln verwendet werden, um die Wirkung und den Geschmack zu erhalten. Viele Menschen, die täglich mit Schmerzen zu kämpfen haben, konsumieren Kurkuma, und es passt gut zu vielen Nahrungsmitteln und ist ein großartiges natürliches Ergänzungsmittel.

Superfood fünf: Grüner Tee

Grüner Tee ist besonders gut für den Intervallfasten-Lebensstil. Die Teeblätter werden gedämpft, was bewirkt, dass sie viele Antioxidantien enthalten. Grüner Tee kann helfen, Schäden an der DNA zu verhindern; er ist auch in der Lage, ein bestimmtes Molekül auszuschalten, das eine Rolle bei der Bildung von Krebszellen spielt. Bei Frauen kann er helfen, Osteoporose zu verhindern. Grüner Tee hilft auch bei der Reparatur von Leberschäden, die durch Alkohol verursacht wurden. Er hilft, Autoimmunerkrankungen, Parkinson und Alzheimer vorzubeugen. Grüner Tee enthält zudem Koffein, das ein schwaches Stimulans ist und die Konzentration erhöhen kann. Grüner Tee funktioniert sehr gut in einem Intervallfasten-Diätplan, weil er zu jeder Zeit konsumiert werden kann. Es spielt keine Rolle, ob Sie sich in einer Fastenperiode befinden oder nicht. Grüner Tee kann zu jedem Zeitpunkt konsumiert werden und viele Frauen stellen fest, dass er wirklich hilft, durch die Hungerperioden zu kommen und den Übergang zu erleichtern.

Laut Studien in Japan, wo viel grüner Tee getrunken wird, können drei Tassen grüner Tee pro Tag helfen, Brustkrebs abzuwehren. Fünf Tassen pro Tag führen zu einem 16 % geringeren Risiko, an Herzkrankheiten zu erkranken. Für jene engagierten Teetrinker, die zu jeder Tageszeit Tee konsumieren, gibt es auch entkoffeinierte Versionen von grünem Tee. Grünen Tee gibt es in einer Vielzahl von Geschmacksrichtungen und er ist gesundheitsfördernd, egal ob Sie ihn lieber heiß oder kalt trinken. Für diejenigen, die an den Vorteilen von grünem Tee interessiert sind, aber den Geschmack nicht mögen, gibt es auch grünen Tee in Pillenform.

Superfood sechs: Beeren

Beeren sind ein leckeres und vielfältiges Superfood. Fast alle Beeren enthalten jede Menge Antioxidantien und Ballaststoffe. Normalerweise bedeuten die verschiedenen Farben von Beeren, dass sie reich an verschiedenen Vitaminen sind. Brombeeren haben den höchsten Folsäuregehalt, gleich dahinter folgen Himbeeren. Erdbeeren sind sehr reich an Vitamin K und C. Von allen Beeren haben Himbeeren den höchsten

Ballaststoffgehalt. Fast alle Beeren gelten als Superfoods und haben gute Eigenschaften. Beeren passen hervorragend in Smoothies, ins Müsli oder in den Haferbrei und können mit vielen verschiedenen Mahlzeiten kombiniert werden. Ein großartiges, insgesamt gesundes Lebensmittel, das sich leicht in eine gesunde Ernährung integrieren lässt.

Fazit

Sie haben einige Vorteile des Intervallfastens kennengelernt und nun ein besseres Verständnis dafür, dass Intervallfasten, in der einen oder anderen Form, für fast jede Frau von Vorteil sein kann. Die verschiedenen Methoden des Intervallfastens helfen nachweislich bei vielen gesundheitlichen Problemen und bei der Gewichtsabnahme, einem Problem, das Tausende von Frauen in der heutigen Gesellschaft plagt. Es gibt erste Beweise dafür, dass Intervallfasten hilft, Typ-2-Diabetes und die Herzgesundheit auf natürliche Weise zu regulieren, dass es das Altern verlangsamt und unzählige andere Vorteile aufweist. Jeden Tag gibt es mehr und mehr wissenschaftlich untermauerte Untersuchungsergebnisse, die einen neuen Nutzen des Intervallfastens aufzeigen, von der Vorbeugung neurologischer Krankheiten bis hin zu dem Ergebnis, dass Intervallfasten möglicherweise Krebspatienten helfen könnte.

Das Schöne am Intervallfasten ist, dass es eher ein Lebensstil ist, und keine gewöhnliche Diät. Intervallfasten ist viel weniger restriktiv, da es sich mehr darauf konzentriert, wann Sie essen, als darauf, was Sie essen. Sie können damit experimentieren, je nachdem, welche Fastenmethode am besten zu Ihnen und Ihrem Lebensstil passt. Sobald Sie sich auf einen Zeitplan eingestellt haben, der für Sie funktioniert, haben Sie nichts anderes mehr zu tun, als sich gut zu fühlen und die Freiheit zu genießen, das zu tun und zu essen, was Sie möchten. Intervallfasten hilft einer Vielzahl von Frauen, auf den richtigen Weg zu kommen, um ein möglichst gesundes Leben zu führen.

www.ingramcontent.com/pod-product-compliance
Lightning Source LLC
Chambersburg PA
CBHW070121030426
42335CB00016B/2225

INTERVALLFASTEN FÜR FRAUEN

SCHNELL STARTEN & GESUND ABNEHMEN

Intervallfasten ist eine zunehmend beliebte Methode, um zügig und langfristig Gewicht zu verlieren. Der Vorteil: Sie müssen nicht ändern, was Sie essen, sondern nur wann. Damit vermeiden Sie viele Probleme klassischer Diäten, die etwa Heißhungerattacken hervorrufen, Ihre Energie rauben und zum gefürchteten Jojo-Effekt führen. Vor allem Frauen haben damit zu kämpfen.

Beim Intervallfasten dagegen gewöhnen Sie Ihren Körper daran, längere Essenspausen einzulegen. Das bringt hormonale Veränderungen in Ihrem Körper mit sich, die sich bei Frauen anders als bei Männern auswirken. Ihr Körper lernt, in der Fastenzeit auf Fettreserven zurückzugreifen, außerdem wird das Hungergefühl langsamer aktiviert. Daneben hat das intermittierende Fasten viele weitere Vorteile, wie zum Beispiel die Verlangsamung des Alterungsprozesses in Ihrem Körper.

Es gibt verschiedene Fastenmethoden, dazu gehören etwa die 16:8-Methode. Die Autorin Isabella Bendick erklärt in diesem Ratgeber die unterschiedlichen Ansätze, Ihre Vorteile und was Sie speziell als Frau zu bedenken haben. Daneben widerlegt sie typische Mythen, die dem Intervallfasten entgegengebracht werden. Außerdem erhalten Sie wichtige Methoden für einen gesunden Alltag mit ausreichend Bewegung und worauf Sie bei der Ernährung weiter achten können, um die besten Abnehm-Ergebnisse zu erzielen. Großartige Rezepte, die wirklich satt machen, runden das Buch ab.

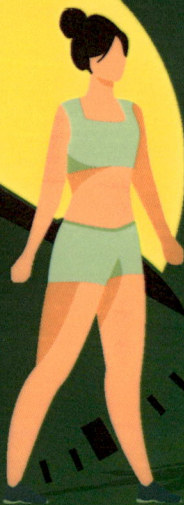

ISBN 978-1-958166-14-7

90000

9 781958 166147

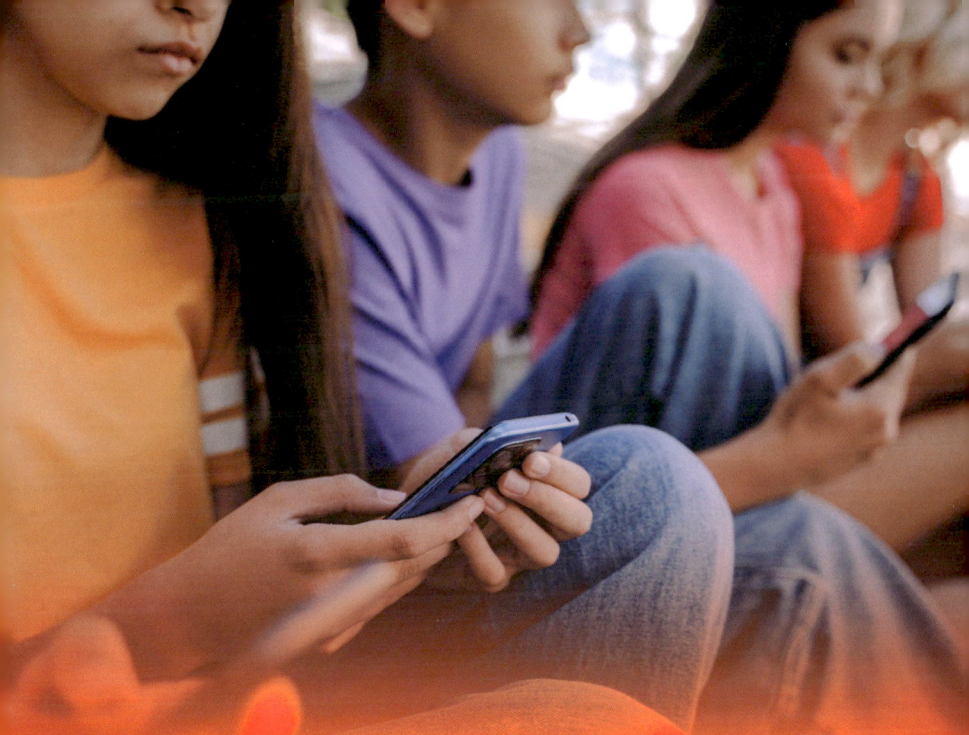

THE TEENAGE SOCIAL MEDIA DETOX

7 Simple Steps on How
Teens Unplugged in the **Digital World**

E.T. MULLONEY